1. Auflage Februar 2015
2. Auflage Mai 2020 und E-Book-Version (überarbeitet, erweitert)
3. Auflage Dezember 2020
4. Auflage Januar 2022 (neuer Buchsatz)

Umschlaggestaltung:
Julia Engelhardt

Buchgestaltung und Portrait:
Cornelia Berner, www.cb-photography.one

Neunfache Selbstheilung

Die Grundordnung unseres Seins

Ludwig D. Gartz

Neunheit Reihe Band 1

Inhalt

Grundgedanken

Mit diesem Buch startet eine neue Buchreihe, die Neunheit-Reihe. Es geht bei dieser Reihe um Themen wie Sein und Bewusstsein, Wirtschaft und Finanzsystem, die symbolische Bedeutung alter und neuerer Schriften sowie klassische Homöopathie und körperliche & geistige Gesundheit. Der rote Faden der Reihe besteht aus der neunfachen Struktur des menschlichen Geistes, die sich in vielen Bereichen der Welt und der Wissenschaften wiederfindet. In diesem Buch beginnen wir mit dem Herausarbeiten der neunfachen Struktur des menschlichen Seins.

Der menschliche Geist lässt sich anhand unterschiedlicher Modelle darstellen, von denen es schon eine ganze Reihe gibt. Die Relevanz solcher Modelle lässt sich an drei Eigenschaften festmachen:

1. Der Vergleichbarkeit und Integrierbarkeit der Modelle miteinander,
2. Ihrer intuitiven Nachvollziehbarkeit &
3. Ihrem Bezug zum Aufbau unseres physischen Körpers/zentralen Nervensystems, da die geistige Welt die physische Welt geschaffen hat und unser Körper die Strukturen des Geistes daher abbildet.

Dieses Buch vereinigt alle drei dieser Eigenschaften in eins:

zu 1. Ausgangspunkt der Betrachtungen wird die Polarität unseres Geistes sein. Unser Geist ist in einen männlichen und einen weiblichen Pol aufgeteilt, nämlich in Bewusstsein und in Sein. Dieses Buch fokussiert sich auf die weibliche Seite unseres Geistes, also unsere Gefühle, die unser Sein ausmachen, und beschäftigt sich nur in dem unumgänglichen Maße auch mit dem Aspekt des Bewusstseins. Sodann besprechen wir im Zuge dieses Buches das menschliche Ego, die Dualität unseres Geistes, die dreifache Struktur unseres Geistes wie sie in Freuds Modell aus Es, Ich und Überich, in der Dreiheit von Brahma, Vishnu, Shiva (Schöpfung, Bewahrung, Auflösung) sowie im vedischen Sat-Chit-Ananda (Sein, Bewusstsein, Glückseligkeit) enthalten ist, zudem die Bedeutung der vier Temperamente für unser Sein, die fünf Archetypen, die Bedeutung der Ziffer sechs aus der Addition der weiblichen und männlichen Dreiheit, die sieben Chakren und die Bedeutung der Ziffer acht und setzen all dies in Bezug zur Neunheit und integrieren die Modelle ineinander.

zu 2. Wir sprechen die komplette Bandbreite menschlicher Gefühle an und setzen sie in Beziehung zur Grundordnung der Neunheit, so dass wir wissen, welche Gefühle aus welchem Bereich unseres Seins kommen. Dies findet vor allem in den Kapiteln 2-4 statt, die sich nacheinander auf jene drei Seinsebenen beziehen, die mit ihrer jeweils dreifachen Struktur die Neunheit ausmachen.

zu 3. Sechs der neun Bereiche unseres Seins lassen sich in Bezug zur 6-fachen Struktur unseres Gehirns setzen. Dies wird Gegenstand bereits des ersten Kapitels und dann noch mal der Kapitel 2 und 3 sein, in denen die Bereiche unseres Seins besprochen werden, die jeweils auf einem Bereich unseres Gehirns basieren.

In diesem Buch geht es also nicht um unsere Gedanken, unterbewussten Programme oder unser Überbewusstsein. Unser Bewusstsein ist ein komplexeres Thema, zu dem noch ein eigenes Buch geplant ist. Unser Bewusstsein ist komplexer als unser Sein. Andererseits geht unser Sein aus unserem Bewusstsein hervor. Dadurch können wir aufgrund unseres Seins bereits Rückschlüsse auf unser Bewusstsein ziehen. In unserem Bewusstsein wirken außer unseren bewussten Gedanken noch zwei unterscheidbare Unterbewusstseine sowie ein Überbewusstsein, die zusammen genommen ursächlich für unser Sein, also unsere Gefühle sind. In diesem Buch schauen wir uns also die Struktur unseres Seins an. Weiter unten kommen wir noch einmal auf die Struktur unseres Bewusstseins zurück, während die noch tiefer gehenden Gedanken zu unserem Bewusstsein Gegenstand eines späteren Buchs sein werden.

Konkret zeigt dieses Buch die neunfache Struktur unseres Seins auf. Gemeint ist also die neunfache Struktur des weiblichen Pols unseres Geistes, also unserer Gefühle.

Der Grund für die Geburt unseres Geistes als Mensch besteht in der Schaffung einer Illusion von Trennung, die wir auf Geistebene bewirkt haben. Diese Illusion von Trennung wird normalerweise als „Ego" bezeichnet. Während unser wahres Sein eins ist mit dem gesamten Sein, ist unser Ego und alles, was es produziert, ein Pseudosein, das unser wahres Sein ständig stört, verdrängt, überschattet und überlagert.

Wenn in einem komplexen, aus mehreren Elementen bestehenden System ein Element Parameter verändert, von deren Korrektheit alle anderen Elemente abhängen, beeinträchtigt dieses eine Störelement sämtliche Elemente des Systems. Wenn in einer Sportmannschaft z.B. ein Spieler ausschließlich seinen eigenen Interessen folgt, schadet er damit jedem anderen Spieler und dem gesamten Team.

In vergleichbarer Weise arbeitet unser Ego in dem Maße, in welchem wir es nicht erkennen und korrigieren, gegen die Interessen der Gemeinschaften, zu denen wir gehören: Familie, Freunde, Kollegen, Mitmenschen in der Gemeinde, im Land, in der Menschheit. Wenn wir uns in unserem innersten Sein als eins mit allen anderen Menschen betrachten, arbeitet unser Ego somit, soweit wir ihm - bewusst oder unbewusst - dienen, gegen unsere tatsächlichen Seinsinteressen an, dass es allen anderen so gut gehen soll wie uns selbst.

Während unser Sein aus den in diesem Buch aufgezeigten neun Elementen / Bereichen besteht, gibt es für alle neun Bereiche – im Leben jedes Menschen – nur dieses eine Problem: „Ego, mein eigenes Ego“. Die Auswirkungen unseres Egos auf die neun Bereiche unseres Seins sind von jeweils vergleichbarer Struktur, so dass alle unsere psychischen und zwischenmenschlichen Probleme Variationen, Kompensationen, Projektionen, Leugnungen, Zuweisungen, Spiegelungen und Erweiterungen dieses einen Problems sind.

Ego ist unsere tiefsitzende Ur-Illusion, von anderen, vom Leben und von Gott getrennt zu sein. Diese Ur-Illusion schafft unsere Probleme zunächst und verlegt die Verantwortung dafür anschließend durch Isolation, Kompensation oder Projektion auf einen Pseudoverursacher außerhalb von uns. Eine solche Leugnung unserer Verantwortung soll das Problem nach dem Geschmack unseres Egos lösen. Sie macht es jedoch zunächst unlösbar und verschlimmert es, wenn sie andauert. Es ist die Aufgabe dieser Verschlimmerung, uns hartnäckig an unsere Verantwortung als Verursacher unserer Probleme zu erinnern, bis wir ihr gerecht werden.

Wenn unsere Vorstellung von uns selbst nicht dem entspricht, wer wir tatsächlich sind, was kann unser wahres Sein dann tun, um uns unserem wahren Sein anzunähern? Ist es für unsere Selbstfindung nicht wichtig, dass wir mit allen falschen Vorstellungen vor die Wand laufen, damit uns der Schmerz aufweckt? Wieso ist die ganze Menschheit aktuell so schmerzhaften Problemen ausgesetzt? Weil unser wahres Sein versucht, uns alle aus unseren falschen Vorstellungen aufzuwecken! Wenn wir erkennen können, dass unsere schmerzhaften Erfahrungen auf Störungen in uns hindeuten, dürfen wir dann nicht aufgeregt sein vor Entdeckergeist, diese Störungen zu finden und zu beheben? Und frei zu sein als die Person, die wir in Wahrheit sind?

Der erste Schritt zur Selbstheilung besteht also darin, uns von einem „Leugner unseres Egos“ in einen „Entdecker unseres wahren Seins“ zu verwandeln. Im zweiten Schritt unserer Selbstheilung geht es darum, unsere Fähigkeiten als „Entdecker unseres wahren Seins“ zu erkennen, zu entwickeln und auszubauen.

In der Regel ist unser eigenes Sein eine eher amorphe Masse für uns, die Schwankungen unterliegt, die wir weder verstehen noch kontrollieren können, vor allem, wenn dann auch noch Hormone unser Sein massiv beeinflussen. Wie hängen all die verschiedenen Eindrücke, Bilder und Emotionen in uns zusammen? Gibt es eine gesunde natürliche Ordnung und Struktur in unserem Sein? Gibt es Elemente, von denen sich sagen lässt, wie sie funktionieren sollten, damit wir eine Störung erkennen und konkret eingrenzen können? Was ist die natürliche Norm und was ist eine Störung? Eine Störung in unserem Sein wird sich leichter finden und beheben lassen, wenn es uns gelingt, uns zunächst ein klares Bild der Struktur unseres Seins zu verschaffen: Aus welchen Elementen ist unser Sein gemacht und welche Aufgabe erfüllt das jeweilige Element? Mit einem solch klaren Bild der Struktur und Funktion unseres Seins können wir dann die Ursache der Störung jedes Elements und deren jeweilige Wirkung auf unser Sein zeigen. Wenn wir das geklärt haben, können wir schließlich untersuchen, was wir brauchen, um die jeweilige Störung zu beheben.

Es geht hier um ein Modell zur Anatomie des menschlichen Seins, das sich auch praktisch zur Selbsterkenntnis und Selbstheilung nutzen lässt.

Obwohl wir uns ständig in den fundamentalen Elementen unseres Seins bewegen, sind sie uns in der Regel nicht als solche bewusst. Wir können farbloses Licht als solches nicht sehen, sondern nur die Welt um uns herum, die wir aufgrund des farblosen Lichts sehen können. Genauso nehmen wir unser Sein normalerweise nicht wahr, sondern nur die Welt, die wir gemäß unserem Sein wahrnehmen und darstellen. Erst wenn wir farbloses Licht durch ein Prisma senden oder einen Regenbogen erblicken, sehen wir, dass sich farbloses Licht aus sieben verschiedenen Lichtfarben zusammensetzt, die normalerweise gemeinsam dieses farblose Licht erzeugen. Analog der Nutzung eines Prismas oder von Regentropfen, die die Funktion eines Prismas ausüben, können wir mit verschiedenen Überlegungen zur Anatomie des menschlichen Körpers, zur Entwicklung unserer emotionalen Neigungen im Laufe unserer ersten Kindheitsjahre und insgesamt zur Struktur menschlicher Emotionen die neunfache Struktur des menschlichen Seins ableiten und unterscheiden.

Ausgangspunkt für die Überlegungen zur Struktur unseres Seins sind dabei die alten vedischen Schriften und andere alte überlieferte Weisheitsschriften. Sie erklären, dass der Mensch aus einer unsterblichen Seele, unsterblichem Bewusstsein hervorgegangen ist. Für unser Menschsein bildet unsere unsterbliche Seele einen unsterblichen, spirituellen Geist aus, der dann im Zuge unserer Zeugung, Geburt und Kindheit als Mensch drei weitere sterbliche Hüllen formt, von denen eine, unser physischer Körper, die Hülle für die drei Ebenen unseres Geistes bildet, von denen zwei also sterblich sind und eine unsterblich ist. Dieses Modell dient als Grundlage für dieses Buch und wird hier weiter ausgeführt.

Kapitel 1 skizziert von diesem Ausgangspunkt aus in groben Zügen die Struktur unseres Seins. Drei Ebenen mit jeweils drei Elementen ergeben insgesamt neun Elemente, aus denen unser Sein besteht. So wie die Elemente eines Fernsehers Bild und Ton aufbauen, bauen diese neun Elemente unsere subjektive Realität auf. Gäbe es eines der neun hier dargestellten Elemente nicht, verfügten wir nur über ein eingeschränktes Sein und unsere subjektive Realität wäre eine völlig andere.

Die in Kapitel 1 dargelegte grobe Anatomie des menschlichen Seins ist notwendigerweise ein wenig abstrakt. Sie ist Rahmen und Grundlage für die konkreten und praktischen Kapitel 2, 3 und 4. Diese Kapitel beschäftigen sich detailliert mit der Funktionsweise jedes einzelnen der neun Elemente unseres Seins. Während es in Gestalt des Jahrtausende alten Chakrensystems bereits ein integriertes Geist-und-Körper-Modell gibt, fügen die Kapitel 2-4 diesem Modell ein zweites hinzu. Obwohl das Neunheitsmodell so wie das Chakrenmodell auch spirituell ist, ist es anders: Es kann leichter in Worten beschrieben und einer kritischen Analyse unterzogen werden als die Chakren.

-Aus welchen Funktionsbereichen besteht unser Sein?
-Wie funktionieren die einzelnen Funktionsbereiche?
-Und von welchen Bereichen unseres physischen Körpers gehen die Funktionsbereiche aus?

Das Neunheitsmodell ist universell, basiert auf der Struktur unseres physischen Körpers, kann alle menschlichen Gefühle und Emotionen einem der Bereiche der Neunheit zuordnen und ist daher auch intuitiv zugänglich. Die Lektüre ermöglicht eine direkte persönliche Bezugnahme. Es ist zu vermuten, dass das hier vorgestellte Neunheitsmodell seit Beginn der biologischen Evolution als Bauplan für die Entwicklung des Gehirns diente, worauf wir noch eingehen werden. Das heißt, der Bauplan kam zuerst und die biologische Evolution im Anschluss.

Genauso vermute ich, dass das Neunheitsmodell die Grundlage für die Entstehung unseres Sonnensystems bildete und als geistiges Konzept natürlich älter ist als die physische Welt, worauf wir im Laufe von Kapitel 5 noch einmal zurückkommen.

Uns sind als Menschen zahlreiche Selbstheilungskräfte mitgegeben, uns von der einen Störung zu befreien, die unser gesamtes Menschsein ins Ungleichgewicht bringt, unserem Ego. Unser Ego steuert unser Bewusstsein durch einige Automatismen, die wir in Kapitel 5 durchgehen, während eine eingehendere Betrachtung für ein eigenes Buch über unser Bewusstsein geplant ist.

Kapitel 5 stellt im Rahmen der Betrachtungen zur Ziffer sieben des Weiteren unser Chakrensystem vor, bei dem es sich um eine zusätzliche und unterstützende Ebene handelt, die uns helfen kann und soll, uns von unserem Ego zu befreien.

Ergänzt werden die Betrachtungen zu den Chakren von Überlegungen zur Bedeutung der Ziffer 8, mit denen wir die Betrachtungen zur Bedeutung aller 10 Ziffern für unser Sein abschließen.

Zudem machen wir einen kurzen Vorgriff auf Band 2 der Neunheit-Reihe, indem wir uns bereits die grundlegenden Auswirkungen unseres Geldsystem auf unser Sein anschauen.

Stellen wir in Kapitel 1 nun einige einfache Überlegungen zur Struktur des menschlichen Seins an, die den Rahmen für alles weitere klar definieren.

Kapitel 1 – Das Modell unseres Geistes

Die Polarität von Bewusstsein und Sein

Es sind die Zahlen, anhand derer sich das menschliche Bewusstsein und Sein am anschaulichsten erläutern lässt.

Die Polarität von Bewusstsein und Sein wird dargestellt durch die Ziffern 0 und 1. Die 0 steht für die Unendlichkeit des Bewusstseins, die alle Seins-Möglichkeiten als Potential in sich birgt, und die 1 für die Ganzheit des einen Seins. Alles, was ist, gehört zum einen Sein. Das Sein kommt aus dem Bewusstsein und führt am Ende wieder zurück ins Bewusstsein. Sein und Bewusstsein sind das anfängliche und ewige Yin und Yang.

0 plus 1 = 1. Das heißt, zusammen sind Bewusstsein und Sein, männlich und weiblich, eins. Polaritäten ergänzen sich immer und sind zusammen eins.

Die Polarität von Bewusstsein und Sein durchzieht den gesamten menschlichen Geist. Hierauf kommen wir in Bezug auf den Gesamtaufbau der drei Ebenen des menschlichen Geistes weiter unten wieder zurück.

Die Dualität von Unsterblichkeit und Sterblichkeit

Das nächste für unseren Geist relevante Ziffernpaar ist 1 und 2. Addiert man der 0 und der 1 jeweils eine 1 hinzu, erhält man die 1 und die 2.

Da es nur ein Sein gibt, bezieht sich ein 2. Sein auf das, was nicht ist, auf die Möglichkeit des Nicht-Seins oder die Negation des Seins.

Das eine Sein kommt aus dem Göttlichen und ist ewig und unveränderbar göttlich. Das Nicht-Sein definiert sich dann durch die Abwesenheit des einen Seins. Während sich Polaritäten ergänzen und zusammen eins sind, sind die Erscheinungen in der Dualität dadurch definiert, dass sie einander ausschließen: Unsterblich ist nicht sterblich und sterblich ist nicht unsterblich. Gut ist nicht böse und böse ist nicht gut. Der einzige Zweck in der illusionären Erfahrung des Nicht-Seins (2) besteht in der Rückfindung zum wahren Sein (1), um die Identifizierung mit dem Nicht-Sein hinter uns zu lassen. Daher müssen sich Gegenteile in der Dualität gegenseitig ausschließen. Während sich nichts, was ist, wahrhaftig aus dem einen Sein lösen oder abtrennen kann, zu dem es gehört, bleiben alle Formen des Nichts-Seins stets eine Illusion und können das eine Sein nicht wirklich berühren oder beflecken, außer in einer Welt, die selbst von illusorischer, also vergänglicher und sterblicher Natur ist.

Zum Problem wird die Dualität, sobald sich unser Geist wesensmäßig mit der Trennung vom einen Sein, mit dem Nicht-Sein, identifiziert. Dieses Bewusstsein von Trennung nennt sich Ego. Wenn unser Ich die Gesamtheit des Seins ausschließt, weil wir uns als getrennt davon sehen, machen wir ein Nicht-Sein zu unserem illusorischen Sein, mit dem wir identifiziert sind. Durch unsere Identifizierung damit wird seine Illusion zu unserer Realität, wir machen ein illusorisches Sein zur Realität. Unser illusorisches Sein wird sogar zu einer Realität, an die wir mehr gebunden sind als an unser wahres Sein.

Wenn das eine Sein Liebe, Vertrauen, Freude und Leben ist, dann ist das Nicht-Sein, mit dem unser Ego identifiziert ist, Abneigung, Angst, Leid und Tod. Durch unser Ego sind wir nicht mehr mit der Unsterblichkeit unseres Seins, sondern mit der Sterblichkeit unseres Körpers und all dem Leiden identifiziert, das für einen vergänglichen und sterblichen Körper vorprogrammiert ist.

Durch unser Ego ist es erforderlich geworden, dass unser Geist eine Gestalt annimmt, die sterblich ist. Durch deren Sterblichkeit und unsere Identifikation damit können wir die Erfahrung machen, was es bedeutet, mit dem Nicht-Sein identifiziert zu sein.

Aufgrund unseres Egos unterliegt das menschliche Leben der scheinbar unlösbaren Spannung, die durch die wesensmäßige Unvereinbarkeit des Unsterblichen mit dem Sterblichen, unserer ewig lebenden Seele und unserem sterblichen physischen Körper besteht. Unsere unsterbliche Seele sieht uns als mit allem verbunden und mit allem eins, während unser physischer Körper uns als von allem getrennt und in der Isoliertheit und Sterblichkeit unseres Seins gefangen sieht. Solange und in dem Maß, in dem wir durch unser Ego mit der Sterblichkeit unseres Seins identifiziert sind, haben wir keine Verbindung zu unserem wahren Sein.

Die Seele bildet nun einen spirituellen Geist, aus, um sich mit diesem als Gefährt in der Dualität bewegen zu können. Das Ziel unseres spirituellen Geists und damit das Ziel jedes menschlichen Lebens ist die Auflösung unserer Illusion von Trennung und Sterblichkeit und die Rückfindung der Wahrheit, dass wir unsterbliches Sein und Bewusstsein sind.

Die durch unser Ego bewirkte Trennung unseres spirituellen Geists vom Einen Bewusstsein schafft ein geistiges Unterbewusstsein, dessen unterbewusste Programme darauf ausgerichtet sind, Dinge in unser Leben zu ziehen, die uns mit dem konfrontieren, was wir auf Geistebene ausgeschlossen haben und nicht sehen wollen. Damit wirkt unser geistiges

Unterbewusstsein wie ein Negativ, das das Positiv unangenehmer und leidvoller Erfahrungen in unser Leben zieht, die uns immer wieder auf das stoßen, was wir aus unserem spirituellen Bewusstsein ausgeschlossen haben. Während unser Ego uns nicht als Verursacher unserer leidvollen Erfahrungen sehen will, übt gerade das Leid die höhere Funktion aus, uns von unserem Ego und unserer Identifizierung mit unserem physischen Körper und dessen Sterblichkeit abzubringen. Das Leid, das wir im Leben immer wieder erfahren, ist aus der höheren Konzeption unseres Menschseins gesehen nichts anderes als eine ständige Aufforderung, uns unserem wahren Sein, Gott und der Unsterblichkeit unseres Geistes zuzuwenden, in der es kein Leid mehr gibt, wenn wir damit wieder identifiziert sind.

Dies nur als Grundfeststellung. In diesem Buch stellen wir keine größeren Überlegungen zu unserem Unterbewusstsein an, weil es in diesem Buch um unser Sein geht, nicht um unser Bewusstsein. Unser Ego stürzt nicht nur unser Bewusstsein ins Dunkel, sondern auch unser Sein. Es ist die direkte und einzige Ursache unserer Trennung von unserer Seele.

Wenn Menschen hingehen und behaupten, dass das von unserem Ego erzeugte Böse genauso wichtig und genauso relevant ist wie das Gute, dann verliert die Dualität dadurch ihren göttlichen Zweck. Die Dualität ist dazu da, dass wir das Nicht-Sein erfahren, um durch das damit verbundene Leid zurück zum wahren Sein zu finden. Wenn wir Gegenteile in der Dualität für gleichwertig erklären, sorgen wir dadurch dafür, dass das Nicht-Sein das wahre Sein dauerhaft überschatten kann und nur noch die Illusionen des Nicht-Seins herrschen. Dadurch würde der Tod über das Leben siegen. Diese zu Leid und Tod führende Verdrehung wird im Volksmund für gewöhnlich „teuflisch“ genannt. Das Wort „Teufel“ ist verwandt mit den Worten „zwei“ und „dual“. Der „Teufel“ entsteht durch die Gleichwertigerklärung des von unserem Ego erzeugten Bösen mit dem Guten, was zur dauerhaften Überschattung des Guten und damit letztlich zur Höherwertigerklärung des von unserem Ego erzeugten Bösen, also zur Anbetung unseres eigenen Egos, führt, das wir dann nicht mehr als die unser Leid erzeugende Illusion opfern müssen, die es eigentlich ist. Durch Teufelsanbetung versucht das menschliche Ego zum Glück nur im seltenen Extremfall sich mit seiner ganzen Hässlichkeit an die Stelle des Göttlichen, unseres wahren Seins, zu setzen.

Andererseits lässt Gott das Böse in der Dualität gewähren, weil das Böse in der Welt unser Leid unter unserer Identifikation mit unserem Ego erhöht und zumeist nur das Leid uns bereit macht, uns wieder von unserem

Ego, unserer Identifikation mit unserem Nicht-Sein, zu lösen und uns wieder unserem wahren Sein, Gott, zuzuwenden. Welchen Weg hat Gott nun für uns bereitgestellt, um uns von dem von unserem Ego erzeugten Nicht-Sein zurück zu unserem wahren Sein zu führen?

Als ersten Schritt hat er also einen spirituellen Geist als Gefährt unseres Seins in der Dualität geschaffen. Der spirituelle Geist benötigt seinerseits weitere Hüllen, um sich in der Dualität von Raum und Zeit bewegen zu können, allen voran einen physischen Körper, der die verschiedenen Ebenen unseres Geistes trägt. Das heißt, um unseren Weg zurück in die Einheit und Unsterblichkeit finden zu können, benötigt unser Geist eine Geburt als sterblicher Mensch.

Mit dem spirituellen Geist kann unsere Seele agieren, um die widersprüchlichen und konfliktreichen Erscheinungen in der Dualität zu umarmen und zu ihrem Bewusstsein der Einheit mit allem zurückzufinden. Für unsere Seele ist unser spiritueller Geist mit Abstand der wichtigste ihrer vier Hüllen. Allein diese Hülle nimmt sie in das menschliche Leben mit und nach dem Tod wieder aus dem menschlichen Leben mit sich heraus. Details zur Struktur unseres spirituellen Geists folgen.

Auch unser physischer Körper benötigt ein sich selbst erfahrendes „Sein", um als Person in der physischen Welt agieren zu können. Dieses „Sein" wird durch seine biologischen Programme gebildet, die die Energien steuern, die unser physischer Körper zum Leben braucht. Daher nennen wir das „Sein" unseres physischen Körpers in diesem Buch unseren „energetischen Geist". Unser energetischer Geist ist sozusagen das Betriebssystem, das unseren physischen Körper steuert.

Die männliche Seite, also das Bewusstsein, dieses Geists, besteht aus biologischen Programmen, die unterhalb unseres denkenden Bewusstseins ablaufen. Man kann sie also auch als biologisches Unterbewusstsein bezeichnen. Das biologische Unterbewusstsein ist nach dem geistigen Unterbewusstsein unser zweites Unterbewusstsein.

Unser biologisches und unser geistiges Unterbewusstsein beeinflussen sowohl unser Sein als auch unser denkendes Bewusstsein und werden wie schon gesagt Gegenstand eines eigenen Buches sein, in dem es um unser Bewusstsein, geistiges Unterbewusstsein, biologisches Unterbewusstsein und unser Überbewusstsein gehen wird.

Unser (geistiges und biologisches) Unterbewusstsein trägt diesen Namen, weil wir uns seiner Programme in der Regel nicht bewusst sind. In der Freud'schen Terminologie wäre dies unser „Es".

Die Dreiheit unserer Seinsebenen

Mit unserem spirituellen und energetischen Geist allein befinden wir uns noch in der 2, in der Dualität von Unsterblichkeit und Sterblichkeit.

Für unser Menschsein braucht es noch eine dritte Seinsebene, die diese beiden Ebenen miteinander verbinden und ineinander integrieren kann, wobei es auch darum geht, die durch spirituellen und energetischen Geist programmierten Widersprüche durch Selbsterkenntnis in die Harmonie führen zu können.

Es ist nicht gerade harmonisch, zwei verschiedene, sich als uns selbst erfahrende „Seins " zu haben. Wir haben als Menschen das Bedürfnis, ein einheitliches Bild von uns selbst zu haben und ein möglichst harmonisches „Sein" zu erleben. Dazu brauchen wir die Fähigkeit einer harmonisierenden Integration, über die weder unser spiritueller noch unser energetischer Geist für sich genommen verfügen: Über unseren spirituellen Geist allein können wir uns als eins mit allem erfahren und über unseren energetischen Geist allein erfahren wir uns als getrennt von allem. Daher bildet unsere Seele als Mensch auf der Erde neben spirituellem Geist, physischem Körper und energetischem Geist noch eine vierte Hülle aus, die in der Lage ist, sich in alle erdenklichen Seinszustände zu versetzen und daher über die Fähigkeit der harmonisierenden Integration verfügt, nämlich unseren mentalen Geist. Unser mentaler Geist nimmt die Geschehnisse, Gefühle und Impulse aus unserem spirituellen und energetischen Geist auf und verarbeitet und rationalisiert diese zu einem einheitlich Bild von uns selbst, zu einem einheitlichen „Sein". Als Mensch haben wir das Bedürfnis, dass dieses „Sein" möglichst keine Widersprüche aufweist. Dieses „Sein" entspricht auch dem „Ich" in Freuds Modell. Freuds „Überich" sind letztlich nur die Programme und Forderungen unseres biologischen Unterbewusstseins, die in der Gestaltung unserer Realität stärker sind als unser Ich. Die Arbeit zur Auflösung unseres Überichs, also unserer unterbewussten biologischen Programme besprechen wir in dem Buch über Bewusstsein, Unterbewusstsein und Überbewusstsein, vermutlich Band 9.

Die wie eine innere Stimme wirkenden Impulse aus unserem biologischen Unterbewusstsein dürfen nicht mit unserem Gewissen verwechselt werden. Unser biologisches Unterbewusstsein will nur die Schuld des Andersseins als unsere Vorfahren von uns abwenden. Unser Gewissen existiert in unserem mentalen Geist und übt eine starke Schutzfunktion aus, um unser Denken vor unserem Ego zu schützen, so dass wir den Wahrheiten unseres spirituellen Geists nahe bleiben können.

Unsere unterbewussten biologischen Programme verstärken nur unsere Schuldgefühle und damit unser Bedürfnis zur Schuldprojektion und dienen dem Ego, wenn wir sie nicht auflösen.

Unser Gewissen dient unserem wahren Sein und beschützt es. Zwischen diesen beiden in uns zu unterscheiden und auf dieser Grundlage unsere unterbewussten biologischen Programme aufzulösen, gehört zu der im zugehörigen Buch besprochenen Arbeit.

Die Polarität zwischen unserer ewig lebenden Seele und unserem physischen Körper wird also ergänzt durch drei weitere Hüllen, die insgesamt eine Brücke zwischen Seele und physischem Körper schlagen: Spiritueller, energetischer und zuletzt mentaler Geist. Diese drei Ebenen unseres Geistes bilden insgesamt unser menschliches Sein aus.

Betrachten wir die Reihenfolge gemäß der Abfolge „Erschaffung", „Bewahrung" und „Auflösung", dann wird unser Sein vom energetischen Geist in unserer frühen Kindheit geschaffen, von unserem mentalen Geist ab dem 4. Lebensjahr unseres Lebens in dieser Welt aufrechterhalten und, falls es das Erwachen einer entsprechenden spirituellen Suche gibt, mit Hilfe des spirituellen Geists zu unserem wahren Sein zurückgeführt, so dass unser Geist insgesamt wieder eins werden kann mit unserem wahren Sein und sein unsterbliches Sein zurückgewinnt. Das ist der Zweck des menschlichen Lebens.

Schauen wir uns näher an, wie aus der 2, also der Dualität, die 3 wird, die Abfolge von Erschaffung, Bewahrung und Auflösung.

Die Dreiheit von Erschaffung, Bewahrung, Auflösung

Fügen wir der 0 und der 1 jeweils eine 1 hinzu, so erhalten wir, die 1 und die 2. Diese symbolisieren Himmel und Erde, also die geistige Welt, in der es nur ein Sein gibt, und die Dualität von Raum und Zeit, in der wir auch die Illusion einer Trennung von unserem wahren Sein entwickeln können. Als dritte Möglichkeit bleibt jedoch auch hier die Null, das reine Bewusstsein, aus dem alles Sein gekommen ist, bestehen. Alle Dualität und alles Sein kann wieder in das reine Bewusstsein zurückgeführt werden. In der Abfolge der vedischen Götter Brahma, Vishnu und Shiva steht Shiva für diesen dritten Schritt, für die Rückführung aller Illusionen und allen Seins in den reinen, ursprünglichen Geist, in die Null. Die 1, 2 und 3 sind also gewissermaßen wie die 1, 2 und 0. Als eigenständige Ziffer symbolisiert die 3 jeden Erkenntnisschritt, der uns aus den Wirren, der Dunkelheit und Unwissenheit einer von unserem Ego bestimmten Dualität herausführt.

In diesem Buch definieren wir die Gesamtheit unserer drei Seinshüllen als „Sein“. Der Begriff „Seele“ meint unser unsterbliches Selbst, das im Einheitsbewusstsein existiert. Unser Sein meint die Gesamtheit unserer Gefühle als Mensch in der Dualität. Die negative Verdunkelung unseres Seins hält uns von der Erkenntnis ab, dass unser wahres Sein unsterblich ist. Unser Sein stellt uns jedoch auch die Mittel zur Verfügung, den Weg zurück zur bedingungslosen, unschuldigen Liebe unseres wahren Seins zu finden.

Somit umfasst die Gesamtheit unseres Menschseins für uns in dieser Entstehungsreihenfolge Seele, Ego, spiritueller Geist, physischer Körper, energetischer und schließlich mentaler Geist und nur auf unsere Seinsebenen bezogen die Dreiheit von spirituellem, energetischem und mentalem Geist.

Eine korrekte Anatomie unseres Seins hat zwei Aufgaben zu bewältigen: Zum einen muss sie die verschiedenen Ebenen und Funktionsbereiche unseres Seins genau nach ihrer Funktion und Zuständigkeit unterscheiden. Zum anderen muss sie aufzeigen, wie sich auf der einen Seite unser wahres Sein und auf der anderen Seite unser Ego genau auf den speziellen Geist und den speziellen Funktionsbereich auswirken und wie sie zu unterscheiden sind. Gelingt dies, können wir letztlich jede menschliche Emotion genau einem bestimmten Funktionsbereich unseres Seins zuordnen und genau unterscheiden, ob sie aus unserem wahren Sein oder aus unserem Ego kommt.

Dadurch wird es uns erleichtert, den Tricks unseres Egos und des Egos unserer Mitmenschen auf die Schliche zu kommen. Wenn unsere psychischen Probleme und die unserer Mitmenschen transparent für uns werden, und wir die Natur der Probleme unmittelbar begreifen können, kann sich die Konzentration darauf richten, sie zu lösen, anstatt dass wir sie aneinander auslassen oder unsere Fehlerhaftigkeit rechtfertigen. Unser Sein für uns selbst transparent zu machen, hilft letztlich auch, den nötigen Glauben und das nötige Selbstvertrauen zu entwickeln, die zur Auflösung unserer emotionalen Probleme dazugehören.

Zur weiteren Aufgliederung der Struktur unserer Seinsebenen führt dieses Buch in den Kapiteln 2-4 folgende Aussage weiter aus: „Die drei Ebenen unseres Seins bestehen jeweils aus drei verschiedenen Funktionsbereichen, die sich nach Funktion und Zuständigkeit genau benennen und unterscheiden lassen, so dass jeder Mensch, der sich eine Weile damit beschäftigt, sie nachvollziehen und in sich selbst und seinen Mitmenschen sehen kann.“

Jeder unserer drei Seinsebenen verkörpert ein eigenes Sein: Energetischer Geist: Wenn wir z.B. sagen, „bin ich nicht großzügig?“, „ich bin ganz begierig danach“ oder „ich bin so neidisch“, meinen wir das „Sein“ unseres energetischen Geists.

Mentaler Geist: Wenn wir z.B. sagen, „ich schätze Dich sehr“, „ich will, dass Du mir gehorchst“, oder „ich will, dass Du ehrlich zu mir bist“, dann spricht das „Sein“ unseres mentalen Geists.

Spiritueller Geist: Wenn wir z.B. sagen, „ich bin depressiv“, „ich liebe Dich“, oder „ich vergebe Dir“, spricht das „Sein“ unseres spirituellen Geists. Warum sich unsere verschiedenen Emotionen stets jeweils einem dieser drei Ebenen zuordnen lassen, sehen wir im Laufe der Kapitel 2-4. Nach Kapitel 4 wird der Leser diese Zuordnungen mit allen unseren Emotionen selbst vornehmen können.

Schauen wir uns nun an, in welche weiteren Funktionsbereiche unsere drei Seinsebenen jeweils aufgegliedert sind.

Mit Ausnahme unseres spirituellen Geists – der als direktes Gefährt unserer Seele in der Dualität eine Sonderstellung einnimmt, weil er gleichzeitig in der Lage ist, auch in der Einheit zu sein und daher selbst unsterblich ist – ist alles, was zur dualen Schöpfung gehört, vergänglich. Es hat einen Anfang, an dem es geschaffen wird, besteht für einen gewissen Zeitraum, während dessen es aufrechterhalten wird, und wird schließlich wieder aufgelöst und hört damit auf zu sein.

Die zweite Dreiheit von Vater, Mutter, Kind (Chit, Sat, Ananda)

Die zeitlich erste Dreiheit ist die aus Vater, Mutter, Kind, durch die die Schöpfung entstand. In der Dualität ist diese Reihenfolge dann umgekehrt: Die Schöpfung ist das Kind der göttlichen Eltern. Die Mutter/die Liebe ist die Bewahrerin der Schöpfung. Und wenn das Kind „groß“ ist, geht es wieder ein in den Geist des Vaters, in die Auflösung: Schöpfung, Bewahrung, Auflösung.

Am Anfang steht die 0, das reine göttliche Bewusstsein mit seinen unendlichen Möglichkeiten. Dann kommt die 1, das eine Sein, aus dem alles gekommen ist, was ist. Wenn sich unser Bewusstsein im Zustand reiner kindlicher Unschuld befindet und unser Sein von bedingungsloser Liebe erfüllt ist, dann ist das Kind dieser beiden die pure, ekstatische Glückseligkeit, die der dritte Aspekt unseres spirituellen Seins ist. Wenn man die Mutter an den Anfang lässt, weil sie die Schöpferin neuen Lebens ist, erhält man die traditionelle Reihenfolge von Sein, Bewusstsein,

Glückseligkeit, das vedische Sat, Chit, Ananda. Dies ist die Struktur unseres spirituellen Geists. Und diese Struktur, diese Abfolge wiederholt sich mit den dieser Seinsebene entsprechenden Qualitäten sowohl im energetischen als auch im mentalen Geist.

Jede der drei Ebenen oder Hüllen unseres Geists ist einzeln für sich genommen also in drei Funktionsbereiche unterteilt. Während wir aus dem Geistigen heraus die Reihenfolge Vater, Mutter, Kind haben und damit einen Abstieg in die Schöpfung, müssen wir die Reihenfolge umkehren, um einen Aufstieg zurück zu Gott zu erhalten, also Kind, Mutter, Vater (ananda-sat-chit). Dadurch beinhalten auch diese drei in sich eine spirituelle Höherentwicklung, so dass die neun Funktionsbereiche unseres Seins insgesamt eine neunstufige Leiter bilden, auf der wir zurück zu unserem wahren Selbst klettern können, wenn man in der Reihenfolge energetischer, mentaler, spiritueller Geist vorgeht.

Unser Sein besteht also aus neun Funktionsbereichen und ihrem Zusammenwirken. Insgesamt haben wir als Mensch in der Dualität also eine neunfache Identität. Diese Neunheit bringt alle positiven und negativen Emotionen und Gefühle hervor, die wir als Mensch kennen und umgekehrt lassen sich alle unsere Emotionen und Gefühle exakt einem (oder einer Kombination) dieser neun Funktionsbereiche unseres Seins zuordnen.

Die drei mal drei Funktionsbereiche unseres Seins

Somit können wir jetzt analog dem Ananda-Sat-Chit sowie analog dem Brahma-Vishnu-Shiva zur Betrachtung der jeweils drei Funktionsbereiche unserer drei Seinsebenen übergehen. Von den vier Hüllen unserer Seele hat diese sich den spirituellen Geist (unser spirituelles Sein) zwar zuerst geschaffen.

Da der Ausgangspunkt, unser spirituelles Sein, jedoch auch unser Ziel bei der Höherentwicklung unseres Bewusstseins ist, setzen wir die Betrachtungen zur Dreistufigkeit des spirituellen Geists in den Anschluss an die Betrachtungen zu energetischem und mentalem Geist, so dass die folgende Reihenfolge bereits der Höherentwicklung Rechnung trägt.

Unser energetisches Sein wird geschaffen durch unsere Versorgung mit Energie. Der erste Funktionsbereich unseres energetischen Geists heißt also seiner Funktion gemäß: Energieversorgung oder einfach Versorgung. Dieser Funktionsbereich unseres Seins hat die Aufgabe, dafür zu sorgen, dass wir uns im Leben gut versorgt fühlen und Fülle erleben. Durch das Bedürfnis eines Neugeborenen, mit allem versorgt zu werden, wird dieser

Funktionsbereich unseres Seins im Laufe unseres ersten Lebensjahres aktiviert und ausgereift.

Um Verwirrung zu vermeiden: alle sechs im Folgenden erwähnten Gehirne oder Hirnbereiche haben eine dreifache Funktion. Auf körperlicher Ebene steuern sie unsere biologischen Funktionen und dienen damit dem Überleben unseres physischen Körpers. Sie haben die 2. Funktion, dass der energetische und mentale Geist sie für ihre Arbeit brauchen. Und die 3. Funktion betrifft das von unserem energetischen und mentalen Geist aufgebaute Bewusstsein.

Das Althirn ist dabei der Träger unseres biologischen Unterbewusstseins, dessen Programme unser Verhalten unterhalb unseres Bewusstseins steuern, während unser Großhirn (unser Neuhirn) die von unserem geistigen und unserem biologischen Unterbewusstsein ausgeführten Programme rationalisiert, damit wir denken, wir wüssten, was wir tun und warum wir es tun, und uns unsere kognitiven Fähigkeiten und unseren denkenden Verstand gibt.

Das sind drei unterschiedliche Ebenen, für die unser Gehirn zuständig ist: Also die Arbeiten für unseren physischen Körper, der Aufbau unseres sterblichen Seins und der Aufbau unseres sterblichen Bewusstseins.

Als körperliche Plattform baut unser Hirnstamm den Funktionsbereich Versorgung unseres Seins auf. Auf der bloß körperlichen Ebene steuert unser Hirnstamm die vitalen Funktionen, die unseren Körper mit allem versorgen, was wir zum Überleben brauchen. Hier ist die Analogie zum Funktionsbereich Versorgung unseres Seins.

Unser energetisches Sein wird bewahrt durch unseren Austausch von Energie mit anderen Menschen und unserer Umwelt. Der zweite Funktionsbereich unseres energetischen Geists heißt also seiner Funktion gemäß: Energieaustausch oder einfach Austausch. Dieser Funktionsbereich unseres Seins hat die Aufgabe, dafür zu sorgen, dass wir in unserem Leben Zufriedenheit über das erleben, was wir im Austausch für das, was wir dem Leben geben, vom Leben bekommen.

Als körperliche Plattform baut unser Zwischenhirn den Funktionsbereich Austausch unseres Seins auf. Auf der bloß körperlichen Ebene steuert unser Zwischenhirn unter anderem unsere Sinnesorgane und unsere sinnliche Reaktion auf unsere Umwelt. Während sich der Hirnstamm nur mit dem inneren Körper beschäftigt, fügt das Zwischenhirn dem eine Verbindung mit der Außenwelt als zweite Dimension hinzu. Hier ist die Analogie zum Funktionsbereich Austausch unseres Seins. Nach der Ausreifung des

Bereichs Versorgung im ersten Lebensjahr, wird dieser 2. Funktionsbereich Austausch im Laufe des 2. Lebensjahres aktiviert und ausgereift. In dieser Zeit der besonderen Ausreifung unserer Sinneswahrnehmung lernen wir, unsere Sinnesreize zu verarbeiten. In dieser Zeit wollen Kinder in der Regel alles haben und untersuchen, was ihre Sinne wahrnehmen.

Unser energetisches Sein wird schließlich dadurch wieder aufgelöst, dass wir unsere Energien zum Bestandteil einer Gemeinschaft, einer Kooperation mit anderen machen. Der dritte Funktionsbereich unseres energetischen Geists heißt also seiner Funktion gemäß: Miteinander. Dieser Funktionsbereich unseres Seins hat die Aufgabe, dafür zu sorgen, dass wir in unserem sozialen Leben ein Gefühl von Brüderlichkeit und Emanzipation erfahren und das Gefühl haben, unsere Bedürfnisse in der Gemeinschaft erfüllen zu können.

Als körperliche Plattform erschafft unser Kleinhirn den Funktionsbereich Miteinander unseres Seins. Es regelt mit seinen archaischen, biologischen Programmen unser Miteinander in der Gemeinschaft, in der wir leben. Auf der bloß körperlichen Ebene ist unser Kleinhirn verantwortlich für unsere Motorik, Koordination und unsere Bewegungsabläufe. In Analogie zum Funktionsbereich Miteinander unseres Seins könnte man sagen: Für den Hirnstamm gibt es nur die eine Dimension des körperlichen Selbst. Durch das Zwischenhirn wird die Außenwelt, oder ein „Du“, als zweite Dimension hinzugefügt. Das Kleinhirn bewegt uns als dritte Dimension durch den Raum, in dem wir der Gesamtheit der physischen Existenz begegnen, den vielen, von denen wir ein Teil sind.

Nach der Ausreifung der Funktionsbereiche Versorgung und Austausch in den ersten beiden Lebensjahren wird dieser 3. Funktionsbereich Miteinander im Laufe des 3. Lebensjahres aktiviert und ausgereift. Im 3. Lebensjahr geht es also vor allem darum, das Leben in der Gruppe mit anderen Kindern zu erlernen und eine ausreichende Durchsetzungskraft in der Gruppe zu entwickeln.

Unser energetischer Geist besteht also aus den drei Funktionsbereichen: Versorgung, Austausch und Miteinander. Auf körperlicher Ebene entspricht dem energetischen Geist unser Althirn (bestehend aus Hirnstamm, Zwischenhirn und Kleinhirn). Da unser energetischer Geist von unserem Althirn aufgebaut wird, stirbt er mit, wenn unser physischer Körper stirbt. Die Arbeit des energetischen Geists zur Erfüllung der dort ansässigen Bedürfnisse unseres Seins findet unterhalb unseres Bewusstseins in unserem biologischen Unterbewusstsein statt.

Unser im 1.-3. Lebensjahr erwachendes energetisches Sein gesellt sich also unserem bei der Geburt schon vorhandenen spirituellen Sein hinzu. Kleine Kinder können manchmal sehr schnell zwischen diesen beiden Seinsweisen hin und her wechseln und ziemlich schnell ihr Gleichgewicht verlieren. Während sich ein Kind in einem Moment freut (1. Funktionsbereich spiritueller Geist), kann es im nächsten Moment etwas Bestimmtes unbedingt haben wollen (2. Funktionsbereich energetischer Geist). Können wir es ablenken und es zum Beispiel mit unserer Liebe umarmen, bekommen wir diese Liebe vielleicht verstärkt zurück (2. Funktionsbereich spiritueller Geist). Dann setzen wir das Kind ab, es sieht im nächsten Moment vielleicht ein anderes Kind, das etwas hat, was es selbst haben will, und geht auf dieses andere Kind los (3. Funktionsbereich energetischer Geist). – Der Wechsel kann schnell stattfinden und dem Kleinkind fehlt der mentale Geist als Werkzeug, sich selbst bei den auftretenden äußeren Reizen innerlich im Gleichgewicht zu halten, bzw. ein Kind verliert aufgrund der biologischen Programme seines Althirns sehr leicht seinen spirituellen Fokus, obwohl es der unschuldigen Liebe noch so nah ist.

Gehen wir über zum mentalen Geist. Wie sieht die Dreistufigkeit im mentalen Geist aus?

Unser mentales Sein wird geschaffen durch unsere Versorgung mit einem Selbstwertgefühl. Der erste Funktionsbereich unseres mentalen Geists heißt also: Selbstwertgefühl. Dieser Funktionsbereich unseres Seins hat die Aufgabe, dafür zu sorgen, dass wir das Gefühl erleben, dass wir uns selbst lieben können, uns selbst schätzen und anerkennen. Wenn es uns nicht möglich ist, uns selbst zu lieben, zu schätzen und anzuerkennen, so dass andere uns unbedingt Anerkennung, Wertschätzung und Aufmerksamkeit schenken müssen, dann haben wir hier eine Störung.

Auf körperlicher Ebene unterstützt unser Großhirnmarklager den Bereich des Selbstwertgefühls unseres Seins. Je mehr wir unser Selbstwertgefühl aufbauen wollen, desto mehr beschäftigt sich unser Großhirnmarklager mit unserer Leistungsfähigkeit, über die wir uns ein Selbstwertgefühl erarbeiten.

Nach der Ausreifung der energetischen Funktionsbereiche unseres Seins in den ersten drei Lebensjahren, wird dieser 4. Funktionsbereich unseres Selbstwertgefühls im Laufe des 4. Lebensjahres aktiviert und ausgereift. In diesem Jahr brauchen Kindern noch einmal in besonderer Weise Nestwärme, und zwar weit mehr als im 2. und 3. Lebensjahr, um ein gesundes Selbstwertgefühl auszubilden. Tatsächlich ist es leichter für ein Kind, im

Alter von 2 Jahren (also im 3. Lebensjahr, wenn der Funktionsbereich des Miteinanders ausgebildet wird) in einen Kindergarten zu kommen als im Alter von 3 Jahren (im 4. Lebensjahr). Kinder, die mit 3 Jahren in einen Kindergarten kommen, fühlen sich dadurch leicht vernachlässigt und ungeliebt und können Minderwertigkeitsgefühle entwickeln. Sobald Kinder 4 Jahre alt sind, wenn sie in den Kindergarten kommen, fällt dieses besondere Problem dann weg.

Unser mentales Sein wird aufrechterhalten durch unser Gefühl von Macht und Souveränität in unserem Leben, das Gefühl, selbst über unser Leben bestimmen zu können. Der zweite Funktionsbereich unseres mentalen Geists heißt also: Macht / Souveränität. Dieser Funktionsbereich unseres Seins hat die Aufgabe, dafür zu sorgen, dass wir in dem Gefühl leben, ein selbstbestimmtes Leben zu leben, das unserer inneren Natur und unseren natürlichen Neigungen, Fähigkeiten und Talenten entspricht.

Auf körperlicher Ebene unterstützt etwa die hintere Hälfte unserer Großhirnrinde den Bereich Macht / Souveränität unseres Seins. Nach der Ausreifung des 4. Funktionsbereichs unseres Selbstwertgefühls wird dieser 5. Funktionsbereich im Laufe des 5. Lebensjahres aktiviert und ausgereift. Die hintere Hälfte der Großhirnrinde dient der Schaffung neuer Möglichkeiten und ist als solches auch unser technisches und strategisches Gehirn. In diesem Jahr sind Kinder in der Regel in besonderer Weise mit dem Ausprobieren neuer Dinge beschäftigt: Malen, Zeichnen, Basteln, Dinge erfinden, Neues ausprobieren und vielerlei Hinsicht kreativ werden. Außerdem erwacht in dieser Zeit leider auch das entsprechende Ego eines Kindes und es testet aus, wie weit es über andere bestimmen kann.

Unser mentales Sein wird wieder aufgelöst durch unser Ordnungsgefühl im Leben, also das Gefühl, gemäß der richtigen Ordnung zu leben und uns einer gerechten Ordnung unterzuordnen, damit wir Harmonie mit unseren Mitmenschen erfahren. Der dritte Funktionsbereich unseres mentalen Geists heißt also: Rechte Ordnung (man könnte auch sagen: Gesetz / Ethik). Wir bewahren uns unsere Unschuld dadurch, dass wir uns an die universellen, göttlichen Gesetze halten. Dieser Funktionsbereich unseres Seins hat die Aufgabe, dafür zu sorgen, dass wir in dem Gefühl leben, dass das familiäre und gesellschaftliche Leben um uns herum von Gerechtigkeit geprägt ist, so dass wir und unsere Mitmenschen in Harmonie und Einklang miteinander leben können.

Auf körperlicher Ebene unterstützt der vordere Bereich unserer Großhirnrinde, also im Wesentlichen unser Frontallappen, den Bereich

Ordnung unseres Seins. Als letzter Funktionsbereich unseres Seins wird dieser Bereich von Gesetz/Ordnung in unserem Frontallappen aktiviert und ausgereift. In diesem Bereich entwickeln wir ein Verstehen, das über unser Ich hinausgeht. Es geht darum zu verstehen und zu befolgen, dass ein „gleiches Recht für alle“ nur dann funktionieren kann, wenn ich mich selbst an die Regeln und Gesetze halte, die für alle gelten, wenn ich meine Vereinbarungen und mein gegebenes Wort einhalte, und wenn ich niemandem etwas antue, von dem ich nicht will, dass es mir angetan wird.

Da unser spiritueller Geist ohne Gehirn arbeiten kann, ist die Ausbildung eines Hirnbereichs, der für den Funktionsbereich der rechten Ordnung / Ethik zuständig ist, vermutlich die höchst mögliche Stufe körperlicher Evolution. Betrachtet man die ästhetische Ordnung im Aufbau des menschlichen Seins, so kann die Evolution des Menschen kaum Zufall gewesen sein, sondern ist wohl einem vorgegebenen Plan gefolgt, dem Neunheitsmodell. Auffällig ist dabei die deutliche Trennung unseres Gehirns in Althirn (Hirnstamm, Zwischenhirn, Kleinhirn) und Neuhirn (Großhirnmarklager und 2 Bereiche der Großhirnrinde) genau analog dem energetischen und mentalen Geist im Neunheitsmodell. Da unser mentaler Geist von unserem Neuhirn = Großhirn aufgebaut wird, stirbt er mit, wenn unser physischer Körper stirbt. Wie schon gesagt, überlebt nur unser spiritueller Geist den physischen Tod. Der Mensch hat durch die drei Ebenen seines Geistes alles, was gebraucht wird, um die Strukturen seines Egos aufzulösen und damit seine innewohnende Göttlichkeit selbstloser, aufopfernder Liebe zu verwirklichen. Und es braucht dafür wirklich alle drei Ebenen, also eine Lebzeit als Mensch. Nach dem Tod und ohne die Selbstreflektionsmöglichkeiten unseres mentalen Geists können wir die Arbeit, Ego aufzulösen, nicht mehr leisten.

Das ist der Grund, warum unser spiritueller Geist als Mensch geboren wird. Das ist der Grund, warum das menschliche Leben so unendlich kostbar ist: Es gibt uns die Chance, unser Ego aufzulösen und wieder ganz und gar die Süße und das Glück unschuldiger Liebe zu erfahren. Das Ziel unserer gesamten Entwicklung als Mensch ist also die Reinigung und Rückgewinnung unseres spirituellen Geists. Damit sind wir wieder beim Ausgangspunkt, der aber auch das Ende und das Ziel ist.

Wie sieht nun die Dreistufigkeit des spirituellen Geists aus?

Unser spirituelles Ich wird geschaffen durch unsere Versorgung mit einem Sinngefühl. Durch das Gefühl, ein sinnvolles Leben zu führen und von Sinn erfüllt zu sein, erfahren wir unser spirituelles Sein. In erster

Linie sind es Glück und Freude, die uns ein Sinngefühl verleihen. Wenn wir sagen, „ich bin depressiv", fehlt uns der Lebenssinn. Wenn wir tiefes Glück erfahren, so erschafft dies unseren Lebenssinn immer wieder neu. Unser spirituelles Ich wird also durch Glück und Freude erschaffen. Der erste Funktionsbereich unseres spirituellen Geists heißt also: Innerstes Sinngefühl oder Glück/ Freude. Rein funktionell betrachtet heißt der erste Funktionsbereich unseres spirituellen Geists: Innerstes Sinngefühl. Dieser Funktionsbereich unseres Seins hat die Aufgabe, dafür zu sorgen, dass wir in unserem Innersten ein von uns selbst als sinnvoll erlebtes, glückliches Leben führen.

Unser spirituelles Ich wird aufrechterhalten durch das, was das Sein unseres spirituellen Ichs ausmacht. Konkret gesprochen, bewahrt sich unser spirituelles Ich durch Liebe und Vertrauen. Der zweite Funktionsbereich unseres spirituellen Geists heißt also: Innerstes Seinsgefühl, Liebe oder Vertrauen. Nüchtern, funktionell betrachtet heißt der zweite Funktionsbereich unseres spirituellen Geists: Innerstes Seinsgefühl. Dieser Funktionsbereich unseres Seins hat die Aufgabe, dafür zu sorgen, dass wir uns als Liebe erfahren und unserem Sein, unserem Dasein Vertrauen entgegenbringen und uns sicher und geborgen fühlen.

Der dritte Funktionsbereich unseres spirituellen Geists hat die Aufgabe, den spirituellen Geist so vollständig von Ego zu reinigen, dass er aus dem Dualitätsbewusstsein übergehen kann ins Einheitsbewusstsein unseres wahren Seins, so dass der spirituelle Geist zur Seele aufsteigt. Dieser egoauflösende Funktionsbereich unseres spirituellen Ichs heißt Innerstes Bewusstsein. Das innerste Bewusstsein unseres spirituellen Ichs, das wir von uns selbst haben, ist die Unschuld. Unschuld, so wie wir sie in einem Neugeborenen oder Kleinkind sehen können. Durch die Erfahrung wissender, bewusster Unschuld wird unser spiritueller Geist bereit, mit unserem wahren Sein, unserer Seele, zu verschmelzen. Das meint Jesus, wenn er sagt, dass wir werden müssen wie die Kinder, um wieder in das Himmelreich zu gelangen. Der dritte Funktionsbereich unseres spirituellen Geists heißt also: Innerstes Bewusstsein oder Unschuld. Nüchtern, funktionell betrachtet geht es hier um unser innerstes Bewusstsein, unser Bewusstsein von uns selbst. Dieser Funktionsbereich unseres Seins hat die Aufgabe, dafür zu sorgen, dass unser Bewusstsein von uns selbst vom Gefühl der Unschuld bestimmt ist.

Wenn wir als Mensch auf der Erde geboren werden, so geht unser spiritueller Geist in den sich formenden Körper des Fötus' ein. Der spirituelle

Geist stellt also das erste „Ich“ dar, mit dem wir auch geboren werden. Bei einem Neugeborenen sehen wir die beiden dualen Aspekte dieser drei Funktionsbereiche des spirituellen Geists: Glück, Freude und das Gegenteil, also Kummer, Traurigkeit, dann Vertrauen und Liebe, und das Gegenteil, also Misstrauen und Angst, sowie Unschuld und das Gegenteil, also Schuldgefühle und deren Projektion in Form von Ärger und Zorn. Für das Neugeborene gibt es zunächst nur diese Welt der drei Funktionsbereiche unseres spirituellen Geists. Das Bewusstsein eines Neugeborenen ist seinem Seinszustand ohne physischen Körper noch weit näher als dem Seinszustand eines erwachsenen Menschen. Das liegt vor allem daran, dass das aus früheren Leben mitgenommene Ego des Neugeborenen sich noch in einem latenten Zustand befindet und schläft. Daher ist es so leicht, in einem Neugeborenen das wahre Sein zu sehen und sich davon berühren zu lassen.

Da der spirituelle Geist nach dem Tod unseres physischen Körpers als einzige Hülle unserer Seele weiterlebt, bedürfen die drei Funktionsbereiche unseres spirituellen Geists keines Organs und keines Hirnbereichs, um ihre Funktion in unserem Leben als Mensch auszuüben. Wissenschaftler, die die chemische Entsprechung der Liebe in unserem physischen Körper untersuchen, finden chemische Veränderungen. Aber das heißt nicht, dass wir ein physisches Organ zum Lieben haben. Es heißt nur, dass die Liebe, die wir fühlen, einen messbaren Effekt auf unseren physischen Körper und wahrscheinlich auch auf unsere Gesundheit hat. Liebe ist die Ursache und die chemischen Veränderungen sind die körperliche Wirkung. Liebe braucht unseren physischen Körper nicht. Dasselbe gilt für die anderen Selbstheilungskräfte sowie für die Egoprobleme in unserem spirituellen Geist. Angst braucht unseren physischen Körper nicht, kann sich aber auf alle Bereiche unseres physischen Körpers negativ auswirken. Die gesamte Struktur in unserem spirituellen Geist wird nach dem Tod beibehalten und ins nächste Leben hinübergetragen. Spirituell gesehen machen wir einfach weiter, wo wir im vorherigen Leben aufgehört haben, auch was die von unserem Ego im spirituellen Geist geschaffenen Strukturen und Neigungen anbelangt.

Wir haben gesehen, dass dies für den energetischen und mentalen Geist anders ist, da diese sterblich sind.

Für unser Sein als sterblicher Mensch hat unser mentaler Geist also die Aufgabe, unseren energetischen und spirituellen Geist zu einem einheitlichen „Sein“ zu verbinden und fungiert also auch als integrierendes

Bindeglied zwischen diesen beiden Ebenen. Er entwickelt hierzu drei Funktionsbereiche, die sich jeweils sozusagen auf halbem Weg zwischen den entsprechenden Funktionsbereichen von spirituellem und energetischem Geist befinden. Die Funktionsbereiche unseres mentaler Geists greifen sozusagen die Funktionsbereiche unseres energetischen Geists auf und schaffen eine Brücke zu denen unseres spirituellen Geists. Somit dient uns unser mentaler Geist zur Schaffung eines möglichst harmonischen und einheitlichen Seins.

Unser Selbstwertgefühl (mentaler Geist) befindet sich auf halbem Weg zwischen unserem Gefühl, versorgt zu sein (energetischer Geist), und unserem Gefühl, ein sinnvolles, glückliches Leben zu führen (spiritueller Geist).

Unser Gefühl von Selbstbestimmung und Freiheit (mentaler Geist) befindet sich auf halben Weg zwischen unserem Gefühl der Zufriedenheit (energetischer Geist) und dem von Vertrauen und Liebe (spiritueller Geist).

Unser Gefühl von Gerechtigkeit und Einklang (mentaler Geist) liegt auf halbem Wege zwischen unserem Brüderlichkeitsgefühl (energetischer Geist) und unserem Gefühl der Unschuld (spiritueller Geist).

Kurzer Einschub: Diese spezifischen Unterschiede zwischen den drei Ebenen unseres Seins wurden in den Werken des englischen Schriftstellers J.R.R. Tolkien auf sowohl wunderschöne als auch sehr präzise Weise wiedergegeben. Band 3 dieser Reihe beschäftigt sich mit der Symbolik Tolkiens. Die spirituelle Ebene unseres Seins wird bei Tolkien von den Elben symbolisiert, die energetische Ebene von den Zwergen. Durch die Aktivierung unseres energetischen Geists in den ersten Lebensjahren kommt unser spiritueller Geist, wie gerade gesehen, leicht durcheinander. Diese Disharmonie zwischen energetischem und spirituellem Geist während unserer frühen Kindheit wird bei Tolkien davon symbolisiert, dass es leicht zu Konflikten zwischen Elben und Zwergen kommt. Die Elben ärgern sich vor allem über die Gier der Zwerge. Das heißt, es sind die Wünsche und das Verlangen in unserem energetischen Geist, von denen wir uns packen lassen, die unser innerstes, spirituelles Gleichgewicht am meisten gefährden. Auch die Grobmotorik, mit der Tolkien seine Zwerge darstellt, erinnert ein wenig an die grobmotorische Fortbewegung von ein- oder zweijährigen Kindern, die Zeit, in der wir so sind wie die Zwerge.

Die mentalen Elemente unseres Seins werden bei Tolkien schließlich von den Menschen symbolisiert. Und es sind die Menschen, die sich so sehr wundern über den oft unversöhnlichen Streit zwischen Elben und Zwergen, unter deren Führung dieser Streit aber auch zur Ruhe kommt. Die Konflikte in Tolkiens Welt symbolisieren unsere inneren Konflikte. Viele weitere Details in Band 3.

In der Summe schafft der mentale Geist eine Brücke zwischen energetischem und spirituellem Geist und macht als mittleres Element und Bindeglied aus der Polarität zwischen unsterblicher Seele und physischem Körper eine dreistufige Leiter der Ebenen unseres Seins und eine neunstufige Leiter der Funktionsbereiche unseres Seins. Über diese neunstufige Leiter gibt unsere Schöpferin uns die Möglichkeit, unsere physische Existenz mit unserem wahren Sein zu verbinden und zu Gott zurückzukehren. Anatomie und Physiologie unseres Seins lassen sich also in einer Tabelle darstellen.

Geistebene	**Funktionsbereich**	**Aufgabe, uns ein Gefühl von Folgendem zu geben**
Energetischer Geist	Versorgung	Fülle
	Austausch	Zufriedenheit
	Miteinander	Brüderlichkeit
Mentaler Geist	Wert	Selbstwert, Anerkennung
	Macht	Möglichkeit, Freiheit
	Recht	Harmonie, Gerechtigkeit
Spiritueller Geist	Sinngefühl	Glück
	Seinsgefühl	Liebe, Sicherheit, Vertrauen
	Bewusstsein	Frieden, Unschuld

Tabelle 1: Die Neunheit

Die Tabelle zeigt nach dem Namen der Funktionsbereiche benannt die Anatomie unseres Seins. Und die Aufgabe der Funktionsbereiche zeigt die Physiologie unseres Seins.

Besonderen Wert und besondere Bedeutung für unsere spirituelle Höherentwicklung hat jeweils der dritte Funktionsbereich jeder Ebene. Im energetischen Geist ist es der Funktionsbereich „Miteinander“, der uns auffordert, unser Ego aus unseren Konflikten herauszunehmen, im mentalen Geist der Funktionsbereich „rechte Ordnung“, der uns auffordert, uns auf die göttliche Ordnung auszurichten, und im spirituellen Geist der

Funktionsbereich „Innerstes Bewusstsein", der uns auffordert, durch Vergebung unsere kindliche Unschuld wiederherzustellen und wieder eins zu werden mit unserem wahren Sein und dem Sein aller anderen Menschen und Lebewesen. So bietet der jeweils dritte Funktionsbereich die höchste Entwicklung seiner Ebene und macht uns bereit, auf die jeweils nächst höhere Ebene aufzusteigen.

Diese neunfache Leiter zurück zu unserem wahren Sein steht auf der Erde nur dem Menschen zur Verfügung. Tiere, auch die höheren Säugetiere, verfügen nicht über die Möglichkeit der Auseinandersetzung mit richtig und falsch, gut und böse. Sie können daher nicht bewusst die Harmonie mit den göttlichen Gesetzen anstreben. Andererseits unterliegen sie dadurch auch nicht der Gefahr, durch Ego aus der Harmonie herauszufallen. Sie leben in dieser Frage in Unschuld und sind auf der anderen Seite nicht in der Lage, den Weg zur Unsterblichkeit zu gehen. Sowohl die Gefahr, ins Dunkel des Egos zu fallen, als auch die Chance, das Bewusstsein der Unsterblichkeit zu erlangen, sind dem Menschen vorbehalten.

Nun leben wir als Mensch ein Leben in der Dualität von Raum und Zeit und sind über unser Ego mit einem illusorischen Sein, bzw. mit einem Nicht-Sein identifiziert, was also die Gefahr birgt, ganz ins Dunkel unseres Egos zu fallen. Entsprechend haben unser wahres Sein einerseits und unser Ego andererseits in Bezug auf die Nutzung der neun Funktionsbereiche unseres Seins ihre eigenen, entgegengesetzten Vorstellungen. Wir schauen uns in den folgenden Kapiteln jeweils an, was unser Ego aus den Funktionsbereichen zu machen versucht und welche Möglichkeiten wir haben, die Machenschaften unseres Egos unter Kontrolle zu halten und möglichst auch wieder aufzulösen, um unserem Ego bewusst gegenzusteuern und uns unserem wahren Sein nähern zu können.

Wenn ein Problem entsteht, besteht die Lösung häufig darin, den Raum des Problems einzuschränken, so dass es nicht übergreift und sich nicht vergrößert und damit gleichzeitig eine Bühne zu schaffen, auf der das Problem systematisch gelöst werden kann. So arbeitet zum Beispiel der physische Körper, wenn er eine Entzündung oder einen Eiterherd abkapselt und so arbeitet zum Beispiel auch die Feuerwehr, wenn sie einen Waldbrand bekämpft.

Als unsere Seelen ein Ego geschaffen haben, das unser Sein und Bewusstsein vergröberte und Leid erzeugte, erschuf die Schöpferin für unser wahres Sein gröbere Hüllen, sowie Welten, in denen sich diese Hüllen bewegen können, um so die vom Ego geschaffenen Probleme wieder aufzulösen. Wir hätten sonst niemals erfahren können, was wir eigentlich getan haben – als wir uns ein Ego schufen – und hätten ohne ein Bewusstsein über unser Tun auch keine Lösung finden können, bzw. hätten nie angefangen, nach einer Lösung zu suchen.

Das Problem ist, dass unser Ego, das wir als Negation unseres Seins selbst erschaffen haben, von Anfang an versucht hat, diese Ebenen in seinen Beschlag zu nehmen und sie in die Richtung des Nicht-Seins, der Negativität zu ziehen, die es braucht, um sich selbst beibehalten zu können. Damit kehrt die unmittelbare Wirkung unseres Egos auf unser Sein auch die Aufgaben der neun Funktionsbereiche unseres Seins in ihr Gegenteil um. Anstatt ihre Aufgabe für unser wahres Sein zu erfüllen, erzeugen unsere Funktionsbereiche durch die Tätigkeit unseres Egos nun die Gefühle eines illusorischen Nicht-Seins, nämlich Mangelgefühle, Unzufriedenheit, Benachteiligungsgefühle, Minderwertigkeitsgefühle, Machtlosigkeitsgefühle, Zwangsgefühle, Sinnlosigkeitsgefühle, Ängste und Schuldgefühle, wie wir im Folgenden sehen werden. Diese sind unsere eigene Schöpfung, die Schöpfung unseres eigenen Egos, das durch diese neun Qualitäten unser Nicht-Sein erschafft. Wir nennen unsere Egoschöpfungen einfach Egoprobleme.

Wir schauen uns in den folgenden Kapiteln an, wie unser Ego die Egoprobleme in den neun Funktionsbereichen unseres Seins zunächst erschafft und anschließend durch Isolation, Kompensation oder Projektion scheinbar „löst", und was wir tun können, um diesen unterbewussten, instinktiven Strategien unseres Egos bewusst gegenzusteuern, uns wieder vom Nicht-Sein unseres Egos zu lösen und unserem wahren Sein zu nähern. Gemäß der Evolution unseres Seins vom energetischen Geist über den verbindenden mentalen Geist zum spirituellen Geist ist auch die Reihenfolge der Kapitel 2-4 angelegt.

Die vier Elemente

Bevor wir zum 2. Kapitel übergehen, beschäftigen wir uns noch mit der nächsten Ziffer, also der Ziffer 4, die wir für die Betrachtungen in den Kapiteln 2-4 benötigen werden.

Bei der Verarbeitung der Egoprobleme durch unsere Egostrategien gibt es individuelle Unterschiede, die sich am strukturiertesten mit Hilfe der vier unterschiedlichen Temperamente gemäß den vier Elementen darstellen lassen. Wir haben zuletzt die 3 betrachtet. Es gibt die 1 und die 2, Himmel und Erde, die Einheit (geistige Welt) und die Dualität (Raum und

Zeit) und es gibt den reinen Geist, der mit nichts in der Schöpfung je identifiziert ist und nicht in Beziehung dazu steht.

Wenn sich der reine Geist in Beziehung zu Himmel und Erde stellt, so ergeben sich daraus zwei geistige Beziehungen. Wir erhalten dadurch:
1 Geistige Welt = Himmel
2 Dualität = Erde
3 Beziehung des reinen Geistes zur geistigen Welt
4 Beziehung des reinen Geistes zur Dualität

Während mit der 4 eine neue Ordnungsebene entsteht, bleibt die ursprüngliche Polarität von Sein und Bewusstsein bestehen. Wir haben bei den so entstehenden 4 Elementen oder Temperamenten also 2 Temperamente für unser Sein, nämlich Himmel und Erde, sowie 2 Temperamente für unser Bewusstsein, nämlich die Beziehung des reinen Geistes zu Himmel und Erde.

Der Himmel, aus dem das Leben auf die Erde herabregnet, wird vom Element Wasser symbolisiert. Die Erde offensichtlich vom Element Erde. Diese beiden Elemente gehören zum weiblichen Pol.

Wenn der reine Geist (die 0) in der Schöpfung auf den Himmel, auf das Element Wasser stößt, so entsteht Hitze und Feuer, die das Wasser reinigt. Unser spirituelles Sein wird also vom Feuer des reinen Geistes gereinigt. Wenn der reine Geist in der Schöpfung auf das Element Erde stößt, so entsteht Luft als ein Symbol für das reine klare Denken, mit dem wir alle Erscheinungen betrachten können. Diese beiden Elemente gehören zum männlichen Pol.

Wenn sich also der reine Geist in Beziehung zu Himmel und Erde stellt, entstehen auf diesem Weg die 4 Elemente und Temperamente, Himmel und Erde, die jeweils in das Belebte und das Belebende aufgeteilt sind: Wir haben die Materie (Element Erde), die durch Energie (Element Wasser) belebt wird, und wir haben die Gedanken (Element Luft), die durch den spirituellen Gehalt unserer Worte (Element Feuer) mit lebendiger Nahrung für unseren Geist angereichert werden. Letztlich nähren Gedanken uns nur, wenn sie sich auf Gott beziehen und uns Gott, unserem wahren Sein, näher bringen.

Auch das Leben auf der Erde braucht alle 4 Elemente, das Feuer und die Wärme der Sonne, die Erde, aus der unsere physischen Körper gemacht sind, das Wasser und die Luft. Interessant ist dabei, dass wir nur umso kürzer überleben können, je feiner das Element ist, das uns entzogen wird: Menschen können wochenlang fasten und ohne Essen leben, manche

Menschen sogar monatelang. Ganz ohne Wasser können wir kaum länger als 1 oder 2 Tage überleben. Ohne die Luft zum Atmen können wir kaum länger als 1 oder 2 Minuten überleben. Und sänke unsere Körpertemperatur auf Minustemperaturen ab, könnten wir keine Sekunde überleben.

Die vier Welten

Die vier Elemente, die dadurch entstehen, dass sich der reine Geist in Beziehung zur Schöpfung von Himmel und Erde setzt, weisen gleichzeitig auch auf den Aufbau unseres Körpers und den Aufbau unserer Welt hin. Analog dem Aufbau des Menschen aus spirituellem, mentalem, energetischem Geist und physischem Körper gibt es auch vier Welten. Jede unserer Hüllen gehört zu einer eigenen, ihr entsprechenden Welt. Als Menschen auf der Erde sind wir also multidimensionale Wesen, die sich in 4 Welten gleichzeitig aufhalten. Schauen wir uns diese vier Welten in ihrem Aufbau von oben (spirituell) nach unten (physisch) an, so wie sie nacheinander und auseinander heraus entstanden sein können.

Am Anfang stehen die 0 und die 1, männlich und weiblich, Vater und Mutter. Der väterliche Aspekt ist reines Bewusstsein, der mütterliche Aspekt selbstlose, selbstaufopfernde Liebe. Es ist die Mutter, die gebärt und alles Leben hervorbringt. Alles Sein kommt also aus der Schöpferin, hat diese nie verlassen und ruht in ihr. Auf dieser Ebene kann man sagen, alles Sein, die gesamte Schöpfung besteht immer nur aus der Schöpferin. Die Schöpferin steht oberhalb der vier Welten, während sie gleichzeitig mit ihrer Schöpfung eins (allgegenwärtig) ist. So wie Bewusstsein und Sein eins sind, so sind auch die Schöpferin und die Schöpfung eins.

Für die von der Schöpferin geschaffenen Seelen wurde als Gefährt in der Dualität ein spiritueller Geist geschaffen, der die Aspekte Sein, Bewusstsein und Glückseligkeit aufweist (auf Sanskrit Sat, Chit, Ananda). Mit Inhalt angefüllt handelt es sich hierbei um Liebe/Vertrauen, Unschuld/Frieden und Freude/Glückseligkeit. Die spirituellen Welten werden traditionell Himmel genannt. Während sich unser spiritueller Geist zwischen unseren Lebzeiten als Mensch im Himmel aufhält, ist dies auch bereits während unseres Lebens als Mensch möglich, wenn wir entsprechend spirituell erwachen. Das entspricht Jesu Worten: „Das Himmelreich ist inwendig in euch." Das Element Feuer steht für diese spirituelle Welt, in der sich nur ein völlig durch das Feuer der Transformation gereinigtes Sein und Bewusstsein dauerhaft aufhalten kann. Auf dieser Ebene kann man sagen, alles Sein besteht aus Sein-Bewusstsein-Glückseligkeit.

Diese Sein-Bewusstsein-Glückseligkeit in den Himmeln bringt in Form von Gesängen, Musik und Gebeten, die die Schöpferin verherrlichen, Schwingungen und Klänge hervor. Die dichteren Welten, die Schwingungs-, Energie- und physischen Universen werden regelrecht ins Dasein gesungen. Dieses Schwingungsuniversum ist eine Ebene der Vergröberung, eine vergröberte Dimension. Schwingung schwebt in Form von Klang in der Luft. Das Element Luft steht für das Schwingungsuniversum.

Auf dieser Ebene kann man sagen, alles Sein besteht aus Schwingungen / Klängen. Wenn die Quantenphysik sagt, kleinste Teilchen sind manchmal Energieteilchen und manchmal Wellen, sieht sie hier zwei unterschiedliche Ebenen/Dimensionen: Die Ebene der Energie und die Ebene der Schwingungen. Das heißt das physische Universum besteht aus Atomen, die auf einer feineren Ebene nur aus Energie bestehen und auf einer noch feineren Ebene nur aus Schwingungen. Das ganze physische Universum besteht also eigentlich nur aus Schwingungen / Klängen. Nikola Tesla hat einmal gesagt, die Erde klingt wie eine Glocke. Auffällig ist jedenfalls auch, dass die alten Weisheitsschriften sagen, dass die Welt aus Klang hervorgegangen ist. In den altindischen Veden ist es der Urlaut OM, in der Bibel der „Logos", der sowohl Bewusstsein als auch das gesprochene Wort, also Klang / Schwingung bezeichnet. Der Logos könnte also auch bedeuten, dass alles aus Sein-Bewusstsein-Glückseligkeit heraus entstanden ist, was sich auf eine Ebene höher bezieht als der Urlaut OM.

Klänge können Energie und Hitze erzeugen. Es gibt mittlerweile einige Videos auf YouTube, in denen zu sehen ist, wie durch Klänge Gegenstände zum Schweben gebracht werden. Der Südafrikaner Michael Tellinger zeigt auch, wie mit Hilfe von Klang Wasser zum Kochen gebracht wird. Klang birgt also eine unfassbare Kraft und Energie. Wenn Klang die Eigenschwingung eines Objekts genau trifft, wird diese Schwingung in Energie und Bewegung umgesetzt. Jeder wird das Beispiel einer Kompanie von Soldaten kennen, die eine Brücke zum Einstürzen bringen können, wenn sie genau im Takt der Eigenschwingung der Brücke darauf marschieren. Schwingung / Klang ist letztlich der Verursacher und Schöpfer von Kraft, Energie und Hitze. Energie stellt eine weitere Vergröberung, eine dichtere Dimension des Seins dar. Das Element Wasser steht für das Energieuniversum.

Auf dieser Ebene kann man sagen, das gesamte Sein besteht aus Energie. Als vierte Ebene entsteht dann aus der Vergröberung und Verdichtung der Energie das physische Universum. Das Element Erde steht für das physische Universum. Auf dieser Ebene besteht das gesamte Sein aus physischer Materie.

Dieser Entstehungsvorgang mit vier Ebenen und drei Übergängen zwischen diesen Ebenen wiederholt sich bei der Entstehung der physischen Welt aus der Energiewelt heraus, falls wir von der Existenz eines vierten, nichtatomaren Aggregatzustands nur aus Schwingungen ausgehen können.

Hier stehen die vier Elemente also für vier Aggregatzustände. Das Element Feuer entspräche einem Aggregatzustand, der so nicht von der Lehre der Aggregatzustände aufgeführt wird und sich an dieser Stelle lediglich aus der Logik der vier Elemente ergibt: Es geht um den Aggregatzustand „energieförmig“ (in Form von Hitze/ Wärmewellen) vor der Bildung atomarer Teilchen. Man könnte sich das so vorstellen: Wenn Hitze/Wärmewellen (im Millionen °C Bereich) abkühlt, entstehen aus diesen Wellen Protonen, Elektronen und Neutrinos, die Atome ausbilden. Wenn die Quantenphysik sagt, kleinste Teilchen sind manchmal nur Wellen, sind sie oberhalb einer bestimmten Temperatur vermutlich immer eine Welle. Wenn dem so wäre, wären die Übergänge zwischen den Aggregatzuständen insgesamt also ein Vorgang der Abkühlung und Verdichtung. Bei diesem Übergang der Aggregatzustände entstünden aus Wärmewellen kleinste Teilchen, die sich zu Atomen formen, die in gasförmigem Aggregatzustand auftreten. Dieser Vorgang könnte im Zentrum aller Sonnen stattfinden. Das Element Luft entspricht also dem Aggregatzustand „gasförmig“. Das Element Wasser entspricht dem Aggregatzustand „flüssig“ und das Element Erde entspricht dem Aggregatzustand „fest“.

Noch einmal diese drei Übergänge:

1. Aus nichtatomarer Hitze/Wärmewellen bilden sich durch Absinken der Temperatur vielleicht gasförmig angeordnete Atome. Dem Urknall (der offensichtlich aus Energie und Wärmewellen bestand, denn Atome gab es ja noch nicht, falls es einen solchen Urknall gegeben hat) folgte sozusagen die Abkühlung und damit die Bildung atomarer Materie. Das hieße aber nicht, dass der Urknall am Anfang aller Existenz stand, sondern dass das physische Universum aus dem nichtatomaren Energieuniversum hervorgegangen ist. Die Entstehung des physischen Universums war nur der letzte Schritt der Seinsentstehung. Sollten die Zentren der Sonnen und Sterne tatsächlich aus nichtatomarer Hitze/Wärmewellen bestehen, bilden sie wahrscheinlich eine Schnittstelle mit der höheren Dimension des Energieuniversums. Dann würde unser physisches Universum nach wie vor aus dem Energieuniversum hervorgehen und von diesem gespeist werden.

Unsere Sonnen wären also auch Durchgänge in diese höhere Dimension. Ich weiß nicht, ob dem so ist. Ich bin kein Physiker. Es ergibt sich so nur aus der Logik der Elementelehre heraus.
2. Aus gasförmiger Materie entsteht durch weiteres Absinken der Temperatur der Aggregatzustand flüssiger Materie.
3. Und aus flüssiger Materie entsteht durch weiteres Absinken der Temperatur der Aggregatzustand fester Materie.

Auf der individuell menschlichen Ebene des gesamten Seins entspricht unsere Seele mit ihren vier Hüllen der Schöpferin und den von ihr geschaffenen vier Welten. Insgesamt repräsentiert das Element Feuer also unseren spirituellen Geist und die spirituelle Welt, das Element Luft unseren mentalen Geist und das Schwingungsuniversum (Gedanken sind subtile Schwingung), das Element Wasser unseren energetischen Geist und das Energieuniversum, und das Element Erde unseren physischen Körper und das physische Universum.

Wir sind multidimensionale Wesen.

Bei der Verdichtung und Vergröberung des Seins geht die ursprüngliche Dimension und Stufe nicht verloren. Sie besteht nach wie vor fort. Die physische Welt besteht nach wie vor nur aus Energie, nur aus Schwingungen, nur aus Sein-Bewusstsein-Glückseligkeit und letztlich nur aus der Schöpferin. Letztlich gibt es wie am Anfang und allezeit nur Gott und sonst nichts.

Die Struktur der Dinge ändert sich nur in Abhängigkeit von der Stufe, von der aus das Ganze betrachtet wird.

Von der materiellen Welt aus gesehen ist alles Nichtmaterielle durch die materielle Welt bedingt. Intelligenz und Bewusstsein existiert nur als Funktion körperlicher Lebewesen und erlischt, wenn diese sterben. Das ist die traditionelle Sichtweise unserer materialistischen Wissenschaften.

Von der Energiestufe aus gesehen, ist die materielle Welt illusorisch, weil Materie nur Energie ist.

Von der Schwingungsstufe aus gesehen ist auch die energetische Welt illusorisch, weil alles aus Schwingungen (Wellen) besteht. Alle Materie schwingt und alle Energie schwingt. Die feinste Ebene der Schwingungen sind Gedanken / Gedankenschwingungen. Daher entspricht die Schwingungsstufe der Mentalwelt.

Von der Stufe Sein-Bewusstsein-Glückseligkeit aus gesehen sind diese drei unteren Welten nur eine Projektion, derer wir uns jederzeit und an allen Orten bewusst sind, selbst die Welt der Schwingungen. Dort ist aller

Raum an einem Punkt und alle Zeiten sind in einem Moment. Alle Wirklichkeit aller Welten ist hier und jetzt, egal wo oder wann wir sind, es gibt buchstäblich nur das Hier und das Jetzt. Alles andere existiert nicht. Es gibt nur das eine Sein und Bewusstsein, von dem wir ein Teil sind. Da es nur das eine Sein und Bewusstsein gibt und nichts außerhalb davon, kann es gar nichts anderes geben als das Hier und das Jetzt. Alles Sein ist in unserem inneren Sein und Bewusstsein enthalten. Außerhalb davon gibt es nichts. Ein Außerhalb gibt es nicht.

Dennoch sind alle vier Ebenen real und wenn wir uns in der physischen Welt bewegen, tun wir auch besser daran, diese Welt und ihre Gesetze als für unseren physischen Körper real zu betrachten, wenn wir in ihr leben wollen.

Die Frage ist also, von welcher Dimension aus wir selbst die Welt betrachten. Wenn wir uns selbst nur als Materie verstehen, können wir auch nur Materie sehen. Um sehen zu können, dass alles Gott ist, müssen wir den Seinszustand der Einheit mit Gott selbst erleben. Und die eine Bedingung dafür ist die Auflösung unseres Egos, welche Gegenstand dieses Buches ist.

Unser Ego hat die Schöpfung mitverursacht, bzw. hat die Schöpferin zumindest zur Schöpfung des Energieuniversums und des physischen Universums veranlasst, damit wir, ihre Kinder, erfahren können, was wir uns mit unserem Ego erschaffen haben, und die Kraft, Liebe und Weisheit entwickeln können, uns wieder davon zu befreien und zu unserem wahren Sein zurückzufinden. Den Schöpfungsablauf des gesamten Seins können wir uns ungefähr wie folgt vorstellen:

Die Schöpferin hat Seelen mit spirituellem Geist in einem Zustand von Sein-Bewusstsein-Glückseligkeit geschaffen. Diese Seelen erzeugen in zahllosen Variationen Schwingungen und Klänge zum Lobpreis der Schöpferin.

Damit hat die Schöpferin zunächst die spirituelle Welt und das Schwingungsuniversum (die mentale Welt) geschaffen. Vermutlich waren weitere, dichtere Welten nicht unbedingt geplant.

Die weitere Entwicklung wurde dann notwendig, um die Aktivität des Egos, das viele Seelen sich geschaffen haben, auszugleichen. Die Machenschaften des Egos erzeugten immer mehr unharmonische Missklänge im Klanguniversum. Um die Auswirkungen dieser Missklänge wieder in die Balance zu bringen, verstärkten viele Seelen ihre Lobpreisungen, Gesänge, Gebete etc.

Durch die immer mehr zunehmende Seelenaufwühlung und Klangaktivität wurde irgendwann ein Ventil, eine Verdichtung der Klänge erforderlich. Die Klänge verdichteten sich irgendwann regelrecht zu Energie und Hitze. Dadurch wurde als eine gröbere, dichtere Dimension das Energieuniversum geschaffen.

Da die Aktivität des Egos nicht nachließ, war auch das Energieuniversum irgendwann so übervoll von Energie und Hitze, dass ein weiteres Ventil hin zu einer noch gröberen, dichteren Dimension erforderlich wurde, das auch eine Abkühlung bieten konnte. Es kam zum Urknall, der durch Abkühlung der Energien Atome und damit das physische Universum erschuf.

Sowohl die dichtere Dimension des Energieuniversums als auch die noch dichtere Dimension des physischen Universums verdanken ihre Existenz also dem Bedürfnis einer höheren, weniger dichten Dimension nach einem Überdruckventil.

Um das natürliche Gleichgewicht in allen Welten wiederherzustellen, ist es erforderlich, dass Seelen als multidimensionale Wesen in körperlicher Form geboren werden und an der Auflösung ihres Egos arbeiten. Jede Seele, die sich darum bemüht, hat eine ausgleichende, harmonisierende Rückwirkung nicht nur auf das gesamte physische Universum, sondern als multidimensionales Wesen auch auf das gesamte Sein.

Und an dieser Stelle sind wir wieder bei der Neunheit und dem Thema dieses Buchs. Wir können alle unseren Beitrag leisten, die Verrücktheit der Welt zu heilen und Frieden, Liebe und Freude in die Welt zu bringen. Kein Beitrag ist unwichtig. Große, gewaltige Ströme existieren nur, weil es Flüsse und kleine Bäche gibt, die ihm ihr Wasser zutragen. Würde jeder kleine Bach denken: „Ich bin so unwichtig. Ich kann sowieso nichts an den Missständen in der Welt ändern. Ich kann auch aufhören zu fließen“, es gäbe keine Flüsse und Ströme mehr und das Leben würde enden. Genauso braucht die Welt jeden Einzelnen von uns.

Die vier Temperamente

Die vier Elemente finden auch eine Entsprechung in moderneren psychologischen Modellen, die von „Kampf, Flucht, Erstarren“ sprechen, wobei Kampf dem Element Feuer entspricht, Flucht dem Element Luft und die beiden anderen Elemente zum Begriff des Erstarrens zusammengefasst sind. Eigentlich müsste als vierter Begriff noch das „Dissoziieren“ als eine weitere Steigerung des Erstarrens hinzugefügt werden.

In der Astrologie werden die vier Element auch im Sinne dieser modernen Psychologie verwendet und stehen für vier unterschiedliche Temperamente, die sich beim Menschen ausbilden können. Dabei entspricht das Element Feuer dem Temperament des Cholerikers, Luft dem Sanguiniker, Wasser dem Melancholiker und Erde dem Phlegmatiker. Für die neun Funktionsbereiche der menschlichen Psyche ist es sinnvoll, die Betrachtungen zu unseren Egostrategien bei der Verarbeitung unserer Egoprobleme gemäß diesen Temperamenten zu differenzieren. Auf diesen Hinweis lief dieser ganze Exkurs zu den vier Elementen hinaus. Der Exkurs sollte zeigen, wie relevant die vier Elemente nicht nur für die Astrologie und Psychologie sind.

Damit haben wir die Bedeutung der Ziffern 0, 1, 2, 3 und 4 für die Struktur unseres Seins zusammen und starten mit dem folgenden Kapitel 2 mit den Betrachtungen zu den Funktionsbereichen unseres energetischen Geists.

Weitere Betrachtungen zur Bedeutung der Ziffern 5, 6, 7 und 8 folgen in den Kapiteln 3, 4 und 5. Die Ziffer 6 schauen wir uns am Ende von Kapitel 3 an, die Ziffer 5 am Ende von Kapitel 4 und die Ziffern 7 und 8 in Kapitel 5.

Den meisten Raum brauchen wir jedoch für die ausgiebige Erläuterung der Neunheit in den Kapiteln 2-4.

Kapitel 2 – Unser energetischer Geist

Eine Korrektur der modernen Psychologie

Wenn wir auf der Grundlage der Vorstellung analysieren, dass letztlich alle psychischen Probleme, unter denen Menschen leiden können, durch ihr eigenes Ego verursacht werden, stehen wir damit in Konflikt zur modernen Psychologie. Ohne die Vorstellung, dass es einen Schöpfer gibt, der uns als ewig lebende Seele geschaffen hat, ohne die Vorstellung, dass wir uns ein Ego geschaffen haben, durch das wir uns von unserem eigentlichen Sein getrennt haben, sind wir den Aktivitäten und Auswirkungen unseres Egos ausgeliefert, ohne sie in die richtige Perspektive setzen zu können. Im 4. Kapitel werden wir sehen, dass die erste Auswirkung unseres Egos darin besteht, uns für das Leiden in unserem Sein, das wir uns durch den Vorgang der Trennung von unserem wahren Sein selbst erzeugt haben, schuldig fühlen.

Aufgrund unseres Egos tragen wir also ein Ur-Schuldgefühl in uns, das wir nicht in die richtige Perspektive setzen können, weil wir nicht wissen, wo es herkommt. Dennoch werden wir von dem Bedürfnis beherrscht, es loszuwerden, wenn wir damit in Berührung kommen, da es unerträglich ist.

Wenn wir dieses Schuldgefühl (und die darauf basierenden Konzepte von Sündhaftigkeit, Ur-Schuld, der Mensch ist böse etc.) nicht durch Selbstvergebung, Vergebung und Selbsterkenntnis lösen können, löst unser Ego dieses Problem durch Projektion: Wir haben recht und andere sind schuld. Wir sind die Guten, andere die Bösen. Wir haben den wahren Glauben, andere einen Irrglauben etc. All dies sind Formen der Schuldprojektion. Solange wir in dieser Projektion bleiben und für die Relevanz unserer Projektion kämpfen, gibt es keine Befreiung und keine Erlösung von unserem Ego, das diese Projektion geschaffen hat. Wenn wir unsere Schuldprojektion auch in die Psychologie hineintragen, entsteht so eine Schuld-Psychologie, die uns genauso im Namen von „Psychotherapie" gefangen hält, wie Religionen uns im Namen von „Erlösungskonzepten" gefangen halten, die uns als von Grund auf schuldig sehen. Schauen wir uns an, was genau die moderne Schuld-Psychologie macht.

Die Schuld-Psychologie führt die psychischen Probleme Erwachsener auf Traumatisierungen in der Kindheit zurück. Dies erzielt zwei Effekte:
1. Ich bestätige die Haltung des Patienten, dass er der Gute ist und seine Eltern die Bösen. Ich schaffe eine grundsätzliche Vorwurfshaltung der

Erwachsenen gegenüber ihren Eltern: Ihr habt Schuld an meinen Problemen. Menschen wird die Heilungsmöglichkeit genommen zu erkennen, dass sie ihr Ego selbst erzeugt haben und für seine Auflösung verantwortlich sind, dass Schuldzuweisungen ihre Probleme nicht lösen, sondern verschlimmern, egal wie viele Traumatisierungen man emotional entlädt, und dass ihr eigenes Ego ihre Probleme verursacht, nicht das Ego anderer.
2. Ich sorge dafür, dass sich die solchermaßen „durch die Schuld-Psychologie aufgeklärten" Eltern, die in Konflikt mit den Egos ihrer Kinder geraten, schuldig für das Ego ihrer Kinder fühlen, so dass bei der Kindergeneration ein größeres Ego erzeugt wird: Kinder erfahren, dass die Eltern sie nicht frustrieren wollen. Sie lernen, die Schuldgefühle ihrer Eltern für ihre Ego-Zwecke zu nutzen und ihren Ego-Willen durchzusetzen. Dies macht sie gleichzeitig egoistisch und unfit für die anspruchsvolle Berufswelt.

Die Wahrheit ist. Wir nehmen unser eigentliches spirituelles Selbst nach dem jeweiligen Tod von Leben zu Leben mit. „Zwischen" unserem spirituellen Geist und unserer ewigen Seele befindet sich auch unser Ego, das mit dem Tod nicht stirbt. Dieses Ego wird im Laufe unserer Kindheit aufgrund unseres Wachstums in sechs Stufen, die wir uns in den Kapiteln 2 und 3 näher anschauen, reaktiviert. Es ist nicht primär die Schuld der Eltern oder anderer Erwachsener, wenn wir immer mehr so werden wie die anderen Erwachsenen. Es ist primär unser eigenes Ego, das im Zuge unseres Aufwachsens immer mehr aktiviert wird, das dies bewirkt.

Mit diesem Ego geraten unsere Eltern im Laufe unserer Kindheit entsprechend in Konflikt, wenn sie versuchen, uns richtig zu erziehen. An diesem Ego tragen unsere Eltern keine Schuld, da wir es uns selbst erschaffen und im Laufe von Äonen verstärkt oder es zumindest nicht aufgelöst haben, sonst wären wir nicht hier. Auch dann, wenn unser Ego durch das Ego unserer Eltern, also die durch ihr Ego bedingten Fehler, die sie gemacht haben, aktiviert wurde, haben wir uns unser Ego selbst erschaffen. Wir sind verantwortlich für unser Ego und das von ihm geschaffene Leid, nicht unsere Eltern.

Zur Erziehung gehört, dem Kind beizubringen, mit seinem Ego so umzugehen, dass es ein Bewusstsein entwickelt, andere nicht zu verletzen, anderen nicht zu schaden und andere nicht auszunutzen. Eine liebevolle Erziehung fokussiert sich einerseits darauf, dem Kind Liebe zu schenken, und vermittelt dem Kind andererseits von klein auf Werte, die letztendlich dahin führen, als verantwortungsbewusster Mensch im Leben mehr zu geben als zu nehmen. Zunächst lernt es, anderen etwas für das zurückzugeben, was sie für uns tun, einen Beitrag zur Gemeinschaft zu leisten, entsprechende Pflichten zuverlässig zu übernehmen, und schließlich den eigentlichen Wert des Menschseins: Anderen Menschen Gutes zu tun und andere glücklich zu machen, also mehr zu geben als zu nehmen. Denn nur durch gelebte Selbstlosigkeit können wir die Erfahrung machen, dass wir selbst Liebe sind. Wenn wir wollen, dass sich unsere Kinder selbst als Liebe verstehen, muss die Erziehung die Kinder zu einer von uns vorgelebten Selbstlosigkeit anleiten.

Die nach dem 2. Weltkrieg verbreitete „Schuld-Psychologie", die den Eltern wahrheitswidrig die Schuld für das Ego des Kindes in die Schuhe schiebt, hat somit sowohl gegenüber der Generation vor uns als auch gegenüber der Generation nach uns effektive Keile zwischen die Generationen getrieben und dafür gesorgt, dass die nachwachsende Generation lernt, die Schuldgefühle anderer für ihre Ego-Zwecke zu nutzen. Die Schuld-Psychologie hat somit dafür gesorgt, das Ego der Kinder möglichst nicht zu frustrieren, so dass die nachwachsende Generation lernt, ihren Fokus auf das Nehmen und Bekommen zu legen, anstatt auf das Geben und Beitragen. Somit ist die moderne Schuld-Psychologie geeignet, Menschen egoistisch und materialistisch zu machen, anstatt sie aus dem Gefängnis ihres Egos zu befreien und sie fit zu machen, als selbstlos liebender Mensch glücklich zu sein.

Was Psychotherapie bewirken sollte

Zu unserer Befreiung von allen erdenklichen psychischen Problemen brauchen wir die Befreiung von unserem Ego und von der von uns selbst, unserem Ego, erzeugten Negativität in den neun Bereichen unseres Seins.

In den folgenden drei Kapiteln schauen wir uns zu diesem Zweck zu jedem Funktionsbereich der Neunheit in jeweils drei Schritten an,
Schritt 1.) wie unser Ego aus jedem Funktionsbereich ein Problem macht;
Schritt 2.) wie es mit seiner kompensierenden, projizierenden Problemlösungsstrategie das erzeugte Problem zu einem Ego-Teufelskreis verarbeitet, der das grundlegende Problem immer mehr verschlimmert; und schließlich
Schritt 3.) über welche Selbstheilungskräfte wir verfügen, um diese Negativität zu stoppen oder uns, wenn möglich, sogar davon zu befreien.

Das menschliche Ego ist widersprüchlich, bei allen Menschen. Es ist ein erster Schritt zur Gesundung und Heilung, uns das einzugestehen. Während unser Ego existiert, bleiben unsere Bedürfnisse danach, dass die neun

Funktionsbereiche unseres Seins ihre Aufgabe erfüllen, bestehen. Auch mit Ego haben wird das Bedürfnis, uns versorgt, zufrieden, gleichberechtigt, geschätzt, selbstbestimmt, im Einklang, glücklich, geliebt und unschuldig (frei von Schuld) zu fühlen. Unser Ego verhindert jedoch die Erfüllung dieser Bedürfnisse und erzeugt damit ein Problem, das es ohne unser Ego nicht gäbe. Dadurch dass sich unser Ego für die Problemlösung zuständig erklärt, kann es sich gleichzeitig das Problem bewahren und sich für seine Lösung unentbehrlich machen. Es erzeugt also ein Problem, ohne das es nicht benötigt würde.

Es entwirft eine Lösungsstrategie für dieses Problem, durch die es scheinbar gelöst wird, während es in Wirklichkeit durch die Lösungsstrategie verschlimmert wird. Solange unser Ego über die eingeschlagene Lösungsstrategie bestimmt, wird sich das Problem bewahren und potentiell weiter verschlimmern. Unser Ego scheint etwas zu bekämpfen, das es scheinbar nicht will, das es aber braucht, um seine eigene Existenz zu rechtfertigen, und das es durch seinen Kampf bewahrt und verstärkt.

Von der prinzipiellen Egostruktur und von der prinzipiellen Egoarbeitsweise her hat jeder Mensch die gleichen Isolations-, Kompensations- und Projektionsmechanismen in seinem Ego. Menschen unterscheiden sich jedoch sehr in der Art ihres Umgangs mit ihrem Ego und im Selbstbild und Selbstverständnis ihres Egos. Die Palette geht von völlig mit dem eigenen Ego, seinen Ansichten, Wünschen, Vorstellung und Zielen identifiziert (und daher völlig skrupellos und rücksichtslos, im Extremfall psychopathisch) bis hin zu fast nicht mit dem Ego identifiziert, so dass das Ego zwar zu agieren versucht, aber ins Leere laufen gelassen wird, so dass ein Mensch die Qualitäten seines wahren Seins, also von selbstloser Liebe und bewusster Unschuld, voll zum Ausdruck bringen kann.

Unser Ego ist in jedem Fall da und wir können es nicht aus eigener Kraft auflösen. Das ist letztlich nur mit göttlicher Gnade möglich, nachdem wir uns entsprechend vorbereitet und über lange Zeit beharrlich an der Auflösung unseres Egos gearbeitet haben. Es kommt nicht darauf an, uns mit unserem Ego zu arrangieren, sondern es als den einzigen wirklichen Gegenspieler unserer Freiheit und unseres Glücks zu erkennen und so wachsam wie möglich im Blick zu halten. Es kommt darauf an, ihm die Gefolgschaft zu kündigen, ihm nicht zu dienen und ihm die Energie zu entziehen, ohne es zu bekämpfen. Kampf gegen das Ego gibt ihm Energie und macht es entsprechend stärker, sei es im Kampf gegen unser eigenes Ego, sei es im Kampf gegen das Ego anderer Menschen. Wir stehen alle anders zu unserem eigenen Ego und sind unterschiedlich stark damit identifiziert. Dennoch haben Psychopathen und erleuchtete Menschen vom Funktionsprinzip her gleiche Egomechanismen. Ausgenommen sind davon nur Meister, wie zum Beispiel Krishna, Buddha, Jesus Christus und andere, die Befreiung von ihrem Ego erlangt haben und voll im Dienst an Gott und der Menschheit stehen.

Funktionsbereich Versorgung

Die im Folgenden für die jeweiligen Funktionsbereiche unseres Seins betrachteten Egostrategien schauen wir uns jeweils gemäß den vier Temperamenten an. Dabei gehen wir stets in der Reihenfolge Choleriker, Sanguiniker, Melancholiker und zuletzt Phlegmatiker vor.

Das Egoproblem für unsere Versorgung – Mangelgefühle

Versorgung: Der vom physischen Körper aus gesehen erste und gröbste Funktionsbereich unseres Seins ist die Versorgung, unser Versorgungsgefühl. Dieser Funktionsbereich hat die Aufgabe, dafür zu sorgen, dass wir in unserem Leben das Gefühl von Fülle und reichlicher Versorgung erleben.
Mangelgefühle: Durch die Trennung unseres Bewusstseins von unserer Schöpferin schneiden wir uns von der natürlichen Versorgung durch unser wahres Sein ab, identifizieren unser Selbst mit dem physischen Körper, dessen Versorgung und Gesundheit bedroht sein kann, und erleben Mangelgefühle. Unser Ego löst im Funktionsbereich Versorgung unseres Seins also Mangelgefühle aus.

Egoinsolation zur Verarbeitung der Mangelgefühle – Geiz

Die Mangelgefühle werden nun zum Nährboden für eine Kette negativer Auswirkungen. Der Gedanke: „Ich habe nicht genug, um wirklich sicher, versorgt, geborgen, glücklich etc. zu leben" löst den verengenden Egoimpuls aus, nichts geben zu wollen, um das vermeintlich Wenige, das wir haben, zusammenzuhalten. So führt das Mangelgefühl unmittelbar weiter zum Geiz zur Bewältigung der subjektiv wahrgenommenen Not.

Verarbeitung von Mangelgefühlen & Geiz

Egostrategie des Cholerikers (Feuer) - Knallharter Materialismus: Das Feuer-Element ist am meisten von sich selbst überzeugt und baut eine gewisse Rigorosität in der Verwaltung des eigenen Geizes auf. Durch das Feuer kann Geiz zu einem knallharten Materialismus werden.

Egostrategie des Sanguinikers (Luft) - Berechnender Geiz: Das Luft-Element kalkuliert den eigenen Vorteil, um den eigenen Mangel durch vorteilhafte Aktionen zu bekämpfen.
Egostrategie des Melancholikers (Wasser) - Knausrigkeit: Der Geiz nimmt beim Wasser-Element eine Nuance von Armseligkeit an. Der dafür passende Begriff wäre die Knausrigkeit.
Egostrategie des Phlegmatikers (Erde) - Armseligkeit: Erde ist das passivste Element. Die Nuancierung des Geizes geht bei diesem Element in die Armseligkeit. Das Ego zeigt sich bis zur Armseligkeit knausrig, um die Mangelgefühle unter Kontrolle zu halten.

Bei einer generell starken Identifizierung mit dem eigenen Ego wird der Geiz bei allen Elementen zum Materialismus. Wenn wir Geiz nicht als Makel und Hindernis für das Menschsein erkennen, sondern als vernünftig wahrnehmen und rechtfertigen, erheben wir die Strategie, Sicherheit in unserem materiellen Besitz zu finden, leicht zur Lebensphilosophie. So wird der Geiz zum Materialismus. Eine materialistische Lebenseinstellung mit der Strategie, materielle und finanzielle Sicherheiten aufzubauen, gibt stärker als jedes Lippenbekenntnis Zeugnis davon, dass wir vor allen Dingen an unsere von anderen isolierte Existenz glauben und nicht an unsere Identität als unsterbliches Sein, das mit allem und allen verbunden ist.

In diesem gröbsten, materienahesten Bereich unseres Seins sind die Unterschiede bei der Verarbeitung von Mangelgefühlen, von Temperament zu Temperament wie gesehen noch nicht so groß. Das ändert sich dann, je feiner die Funktionsbereiche werden.

Pathologische Ausformung des Teufelskreises des Mangels

Wenn diese vier Tendenzen in der Verarbeitung der Mangelfühle durch unser Ego pathologischen Charakter annehmen, steigern sie sich entsprechend wie folgt:
Choleriker - Selbstsucht: Die starke Überzeugung des Feuer-Elements von sich selbst kann in der pathologischen Konsequenz zu einer Selbstsucht werden, in der wir alles auf uns beziehen und in allem nur an uns denken. Was unserem Wohl, vor allem unserem materiellen Wohl, schaden könnte, wird abgewiesen, bekämpft oder ausgeblendet, auch wenn es sich dabei um berechtigte Bedürfnisse anderer handelt.
Sanguiniker - Egozentrik: Das berechnende Verhalten, so wenig wie möglich geben zu wollen, kann sich als eingeschleifte Gewohnheit zu einer durch und durch materialistischen Lebensführung und damit leicht zu

einem grundsätzlich ichbezogenen Verhalten verdichten, bei dem außer dem Ich nichts mehr wahrgenommen wird.
Melancholiker - Erbärmlichkeit: Das Gefühl der eigenen Knausrigkeit zur Verarbeitung unserer Mangelgefühle kann sich bis zur Erbärmlichkeit steigern.
Phlegmatiker - Autismus: Entwickelt sich die Knausrigkeit dahin, absolut nichts mehr von uns geben zu wollen und auch nichts mehr von uns mitzuteilen oder zeigen zu wollen, kann sie autistische Züge annehmen.

Rechnen wir die verschiedenen Formen, Nuancierungen und Pathologien von Geiz hoch auf eine ganze Gesellschaft, in der jeder tendenziell so ist, erhalten wir ein Klima, in dem niemand mehr von sich geben, bereitwillig mit anderen teilen oder sich um Notleidende kümmern will. Eine Gesellschaft, in der niemand geben will, programmiert eine Mangelversorgung des Einzelnen durch Mangel an Solidarität vor. Die kollektiven Mangelgefühle erzeugen Mangel im Außen. So erzeugen und verstärken die verschiedenen Verarbeitungsformen des Geizes den Mangel sowie jene Mangelgefühle, aus denen er ursprünglich entstanden ist.

Das 1. Egoproblem bildet also unterschiedlich nuancierte geschlossene Ego-Teufelskreise aus Mangelgefühlen, Geiz, Materialismus und Ichbezogenheit, was in der Gesellschaft einen realen Mangel erzeugt, der die Mangelgefühle natürlich weiter verschärft und dann immer so weiter im Kreis. Außerdem erzeugt der Ego-Teufelskreis des Mangels eine Identifikation mit unserem physischen Körper, so dass wir uns selbst für den physischen Körper halten und von dessen Problemen stärker beeinflusst werden. Unsere Körperidentifikation verstärkt unseren Materialismus weiter. Dieser verstärkt unsere vom Ego erzeugte Isolation von anderen und damit unser Ego selbst. Unsere Aufmerksamkeit und unser Denken sind versucht, sich primär um unseren materiellen und finanziellen Besitz zu drehen, den wir gegen andere behaupten.

Wenn wir mit einem grundlegenden Mangelgefühl leben, sind wir versucht, diesen Mangel durch das Anhäufen von Vermögen in der Außenwelt zu beheben. Diese Strategie wird von Milliarden von Menschen auf dieser Erde verfolgt. Wir folgen der unserem Geld innewohnenden Strategie, uns gegen Mangel zu schützen, und finanzielle Fülle zu schaffen. Der kollektive Drang zum Anhäufen von verzinstem Vermögen ist die direkte Ursache dafür, dass Milliarden von Menschen auf dieser Erde in bitterer Armut leben. Genauer gesagt ist es der Erfolg jener Minderheit, die immer mehr Vermögen anhäuft und nicht teilt, was die Armut und den Geldmangel der großen Mehrheit verursacht. Bereits 2013 betrugen die Weltschulden mehr als 300 Billionen Dollar und stiegen seither und steigen fürderhin weiter an. Auch bei nur 2% Zinsen wären hierfür 6 Billionen (6000 Milliarden) Dollar an Zinszahlungen pro Jahr fällig. Egal wie hoch der tatsächlich zu zahlende Zinsbetrag ist, er ist unvorstellbar groß und muss von Kreditnehmern, Konsumenten (für die Verschuldung der Wirtschaft) und Steuerzahlern (für die Verschuldung des Staates) aufgebracht und an die Kreditgeber abgetreten werden. Der Großteil dieser riesigen Geldabtretung wird von der großen Mehrheit der Arbeitenden zur kleinen Minderheit der Superreichen transferiert, denen das Geld gehört, das die Banken verleihen. Dies ist natürlich die Ursache für die Armut, den Hunger und Geldmangel auf diesem Planeten. Und diese Armut wird nur geschaffen, weil wir kollektiv derselben Egostrategie folgen, uns gegen Armut abzusichern. Die Geldthematik wird in Kapitel 5 noch einmal etwas eingehender aufgegriffen und in Band 2 dieser Reihe gründlich durchleuchtet.

Selbstheilungskraft für unsere Mangelgefühle – Selbstlos teilen

Zum Funktionsbereich Versorgung haben wir das Bedürfnis, versorgt zu sein und Fülle zu erleben, erleben durch die Aktivität unseres Egos jedoch Mangelgefühle, die eine Körperidentifikation bewirken und die wir zu Geiz und Materialismus verarbeiten. Durch unseren kollektiven Geiz und Materialismus haben wir inzwischen eine Welt erschaffen, in der mehrere Milliarden Menschen in Armut leben und unter einem sehr realen großen Mangel leiden.

Lösungsdenken: Die Lösung besteht in allen Problembereichen zunächst darin, das Ganze in den Blick zu nehmen. Es gibt Menschen, die mehr haben als wir. Es gibt aber auch Menschen, die weniger haben als wir. Es liegt immer in unserer Wahlfreiheit, mit wem wir uns vergleichen wollen. Wir haben die Wahl, mit bewusster Dankbarkeit an das zu denken, was wir haben, und darauf zu verzichten, an das zu denken, was wir nicht haben. Wir können das Thema Mangel und Armut in der Welt nur lösen, wenn wir lernen, die Gesellschaft und Menschheit als ein Ganzes zu sehen, dessen Wohlergehen nicht von unserem persönlichen Wohlergehen getrennt ist. Wenn sich diese Einstellung kollektiv durchsetzt, können wir die Armut auf Erden beenden. Unser kollektives Verhalten in diesem Funktionsbereich unseres Seins ist die wesentliche Grundlage dafür.

Selbstlos teilen / abgeben: Das Lösungsverhalten besteht dann darin, an die zu denken, die in größter Armut leben, und von dem, was wir haben, mit

ihnen zu teilen und selbstlos abzugeben, was wir nicht brauchen. Da sich unser Ego auf diesem Weg allein nicht auflösen lässt, bleibt dies ein ständiges Ringen mit unserer Tendenz zum Geiz. Dennoch ist es möglich, Selbstlosigkeit zu einer Gewohnheit zu machen.
Fülle: Gelingt es uns, Gedanken und Verhalten zu einer Haltung selbstlosen Teilens mit den Ärmsten zu disziplinieren, wird sich ein Lebensgefühl von Fülle und Dankbarkeit einstellen.

Bis hierhin haben wir uns also die Auswirkung unseres Egos auf den gröbsten Funktionsbereich unseres Seins angesehen. Es bewirkt dort einen Ego-Teufelskreis des Mangels, der dazu führt, dass wir uns mit unserem physischen Körper identifizieren, denken, wir wären dieser Körper, so dass unsere Sicht auf das Leben grundlegend materialistisch wird und der Materialismus die kollektive Erfahrung von Mangel festschreibt. Durch eine bewusste Entscheidung zu einem selbstlosen Dienst an den Ärmsten können wir unserer Neigung zu Geiz und Materialismus entgegenwirken und auch ein Gefühl schaffen, in der Fülle zu leben und gut versorgt zu sein.

Hirnstamm und erstes Lebensjahr

Wie in Kapitel 1 angesprochen, basiert der Funktionsbereich der Versorgung auf unserem Hirnstamm, unserem Fischhirn, das seine Aktivität für unser Sein in unserem ersten Lebensjahr aufnimmt. In mancherlei Hinsicht ähnelt die Stille, von der kleine Babys noch umhüllt sind, der kontemplativen Stille eines Fisches im Wasser. Ein Stück weit ist es so als wäre das Kind noch im Mutterleib und noch von Wasser umgeben, welches das Sein des Kindes trägt.

Eine Traumatisierung des Kindes in dieser Zeit hat entsprechend das Potential, einen Menschen für sein Leben in starke Mangelgefühle zu versetzen und zu Geiz und Materialismus zu führen. Entsprechend ist es für die psychische Entwicklung des Babys essentiell, im ersten Lebensjahr bedingungslos geliebt und sehr gut versorgt zu werden.

Massenarmut

Unser kollektiver Materialismus hat bereits die halbe Menschheit verarmt und auch in den westlichen Gesellschaften nimmt die Armut zu. Während die Verarmungsgefahr die Bereitschaft, selbstlos zu teilen und den Ärmsten zu helfen, angreift, wird sie mehr denn je gebraucht, um das Problem der Armut anzugehen und ein Bewusstsein zu entwickeln, das gerechte Lösungen möglich macht, durch die es keine Armut mehr gibt.

Das bewusste Aufwachen aus unserer materialistischen Weltanschauung, der Beschluss, für eine Linderung der Not in der Welt aktiv zu werden, ist von zentraler Bedeutung sowohl für die Möglichkeit, uns selbst zu heilen, als auch für die Möglichkeit, ein gerechtes Wirtschaftssystem einzuführen, das den Reichtum der Menschheit auf neutrale und gerechte Weise verteilt. Zumindest die Selbstheilung vom Geiz liegt in unserer Macht.

Das tapfere Schneiderlein

Das Tapfere Schneiderlein beginnt mit dem geizigen Kauf von sehr wenig Mus. Das Thema ist also Geiz. Ego verarbeitet mit seiner Isolationsstrategie Mangelgefühle zu Geiz und Materialismus. Der aus Mangelgefühlen und Geiz resultierende Materialismus, der viel zu viel Platz in unserem Geist einnimmt, wird von den Riesen symbolisiert. Das Märchen erzählt, wie wir uns von unseren Mangelgefühlen befreien und Erfüllung finden.

Funktionsbereich Austausch

Wir schauen uns den Funktionsbereich des Austauschs wie gehabt gemäß den vier Temperamenten an, in der Reihenfolge Choleriker, Sanguiniker, Melancholiker und zuletzt Phlegmatiker.

Das Egoproblem für unseren Austausch – Unzufriedenheit

Austausch: Der zweite der neun Funktionsbereiche unseres Seins betrifft den Austausch zwischen uns und der Welt um uns herum. Die Aufgabe des Funktionsbereichs Austausch besteht darin, dafür zu sorgen, dass wir in unserem Leben Zufriedenheit über das erleben, was wir im Austausch für das, was wir dem Leben geben, vom Leben bekommen.

Unzufriedenheit: Durch die Trennung unseres Bewusstseins von unserer Schöpferin wird Geben als Verlust betrachtet und Nehmen als Gewinn. Wir betrachten uns nicht mehr als Bestandteil eines Austauschs, der für alle Fülle schafft und erleben dadurch keine Fülle mehr. Unser Ego trennt uns also von der Fülle ab, an der wir nun nicht mehr teilhaben können. Von dieser Fülle getrennt zu sein, macht uns unzufrieden. Unser Ego löst im Funktionsbereich Austausch unseres Seins also Unzufriedenheit aus.

Egokompensation für die Unzufriedenheit – Haben wollen

Da unser Ego uns als von anderen getrennt sieht, wird das Nehmen wichtiger als das Geben. Wir wollen für uns haben, wovon wir uns getrennt sehen. Austausch soll nicht beiden Seiten dienen, sondern in erster Linie unseren Interessen. Die Unzufriedenheit wird zu neuem Nährboden für das weitere Vorgehen unseres Egos. Wir sind unzufrieden und denken, das Leben müsste uns mehr bieten. Dieses Denken kristallisiert sich zu einer Reihe konkreter Wünsche, Erwartungen und Ansprüche, die wir an andere Menschen, an Gott und an das Leben haben. Wir denken vor uns selbst, dass wir zufriedener werden, wenn nur unsere Wünsche, Erwartungen und Ansprüche erfüllt werden.

Verarbeitung von Unzufriedenheit und Verlangen

Ego-Strategie des Cholerikers (Feuer) - Aggressive Forderungen: Das Feuer-Element setzt das eigene Verlangen rigoros durch und stellt aggressive Forderungen an andere. Der Choleriker setzt die eigene Unzufriedenheit als Waffe ein und vermittelt anderen, dass sie für die Beschwichtigung dieser Unzufriedenheit verantwortlich sind.

Ego-Strategie des Sanguinikers (Luft) - Erwartungen, Ansprüche: Das Luft-Element verarbeitet die eigene Unzufriedenheit durch Kommunikation zu formulierten Ansprüchen und artikulierten Erwartungen. Der Sanguiniker setzt seine eigene Unzufriedenheit gezielt zur Manipulation zum Erreichen seiner Ziele ein.

Ego-Strategie des Melancholikers (Wasser) - Harmoniestreben: Das Wasser-Element kann die Unzufriedenheit seiner Mitmenschen nicht gut ertragen. Der Melancholiker braucht immer den Wohlfühlfaktor. Bei der Verfolgung der eigenen Wünsche strebt er daher nach Harmonie und neigt zur Nachgiebigkeit.

Ego-Strategie des Phlegmatikers (Erde) - Sehnsüchte: Das Erd-Element hegt und nährt seine Wünsche im Stillen. Der Phlegmatiker meidet ebenfalls Konfrontationen und Konflikte und neigt zur Nachgiebigkeit.

Gemeinsam ist allen vier Strategien, dass sie das Gefühl der Trennung und damit unser Ego und damit die grundlegende Unzufriedenheit weiter verstärken, auch wenn die Strategie der aggressiveren Temperamente in Bezug auf unsere Interessen erfolgreich zu sein scheint.

Pathologische Ausformung der Unzufriedenheit

Da alle 4 Ego-Strategien den Teufelskreis der Unzufriedenheit weiter anfeuern, können sie - soweit sie unhinterfragt bleiben - pathologischen Charakter annehmen:

Choleriker - Habsucht / Sucht: Wenn die Haltung dieses Elements wirtschaftlich erfolgreich ist, liefert es sich leicht hemmungsloser Gier aus.

In der Gier machen wir dummerweise die Erfahrung, dass die Phasen der erlebten Zufriedenheit immer kürzer werden und der Konsum oder Vermögenszuwachs immer größer werden müssen, um überhaupt noch für eine kurze Zufriedenheit sorgen zu können. So entsteht in der letztlichen pathologischen Konsequenz aus der Selbstauslieferung an die Gier die Sucht, Sucht nach mehr Konsum und/oder Sucht nach mehr Vermögen (und leicht auch eine Disposition zur Drogensucht; es sind gerade die reichsten und erfolgreichsten Menschen, die eine Disposition zur Drogensucht entwickeln, weil sie trotz allem Erfolg anstatt zufriedener immer unzufriedener werden).
Sanguiniker - Gier: Wenn das Erfüllen von Erwartungen, Ansprüchen und Wünschen und der Erfolg bei der Manipulation die grundlegende Unzufriedenheit nicht löst und wir die Strategie unseres Egos nicht in Frage stellen, dann entsteht auch aus dem Anspruchsdenken eine Gier nach immer mehr und die Frustrationsschwelle gegenüber Misserfolgen sinkt, weil die so erzeugte Unzufriedenheit unerträglich wird.
Melancholiker - Harmoniesucht: Das Wasserelement kann die zunehmende Unzufriedenheit seiner Mitmenschen nicht gut ertragen, setzt ihr nur indirekte Strategien entgegen und wird harmoniesüchtig, nachgiebig und kann sich auch der Manipulation zuwenden.
Phlegmatiker - Materialismus: Die stillen Wünsche des Phlegmatikers verdichten sich in der pathologischen Auswirkung zu einem suchthaften Klammern an Sicherheiten. Aufgrund seiner Passivität ähnelt der 2. Teufelskreis beim Phlegmatiker sehr dem 1. Teufelskreis von Geiz und Materialismus.

Rechnen wir das aus der Unzufriedenheit kommende Verlangen, die Gier und die Wünsche hoch auf die ganze Gesellschaft, in der jeder versucht, seine eigenen Interessen zu expandieren, so erhalten wir ein gesellschaftliches Klima, in dem sich nur die wenigen Stärksten auf Kosten des Rests durchsetzen und ihre Interessenausweitung auf Kosten des Rest erfolgreich betreiben können. Durch die Ausbreitung der Gier entsteht eine pyramidenförmige gesellschaftliche Hierarchie, mit jenen, die ihre Interessen am meisten durchsetzen können, an der Spitze. Dies bedeutet dann für den größten Rest, dass der Erfolg der wenigen auf ihre Kosten geht. Diese Benachteiligung der großen Masse ist geeignet, deren Unzufriedenheit weiter zu verstärken, während der Erfolg der Wenigen deren Unzufriedenheit ebenfalls verstärkt. Wie wir gesehen haben, macht auch die erfolgreiche Befriedigung von Gier immer unzufriedener.

Genau wie beim 1. Egoproblem entsteht hier aufgrund des 2. Egoproblems ein geschlossener Ego-Teufelskreis. Die Unzufriedenheit führt zu Erwartungen/Ansprüchen/Wünschen, Gier und Sucht. Deren Betreiben verschärft in der Rückwirkung die grundlegende Unzufriedenheit. Hinzu kommt: Je größer der Erfolg der Wenigen beim Expandieren ihrer Eigeninteressen, desto schärfer wird der Mangel für den großen Rest verstärkt. So verstärkt der 2. Ego-Teufelskreis auch den 1. Ego-Teufelskreis.

Die beiden ersten Ego-Teufelskreise arbeiten perfekt zusammen. Das Nichts-von-uns-Geben-Wollen wird ergänzt durch das Von-anderen-Haben-Wollen. Wir planen unsere materiellen Sicherheiten und achten darauf, dass wir materiell und finanziell mehr einnehmen als ausgeben. Wir sind bestrebt, möglichst wenig für die Dinge zu zahlen, die wir kaufen, und möglichst viel für das zu bekommen, was wir verkaufen. Wer mit dieser Strategie weniger strikt ist als andere, wird ausgenutzt. Wer nicht ausgenutzt werden will, wird dahin gedrängt, sich der Strategie der anderen anzupassen. Es entsteht ein Klima, in dem die Aufmerksamkeit nicht darauf gelenkt wird, als Gesellschaft ein gerechtes System zu betreiben, das alle in gerechter Weise versorgt. Die Aufmerksamkeit wandert dahin zu bestehen, die eigenen Interessen zu verfolgen und nicht unterzugehen, während dies die Möglichkeiten, Fülle oder Zufriedenheit zu erleben, immer mehr aushöhlt. Die grundlegenden Mangelgefühle und die Unzufriedenheit werden durch die Strategie der Egolösungen kollektiv verschärft.

Selbstheilungskraft für unsere Unzufriedenheit – Grosszügigkeit

Zum Bereich Austausch haben wir das Bedürfnis, Zufriedenheit zu erleben, erfahren durch unser Ego jedoch Unzufriedenheit. Und unsere kollektive Unzufriedenheit schafft eine so hierarchisch strukturierte Welt ungerechter Verteilung, dass niemand mit solchen Zuständen zufrieden sein kann.
Lösungsdenken: Der Lösungsansatz für die Unzufriedenheit besteht darin, uns mit Menschen zu vergleichen, denen es schlechter geht als uns selbst, und auf den Vergleich mit Menschen zu verzichten, denen es besser geht, die mehr verdienen, sich mehr leisten können, die mehr Ansehen und Einfluss genießen.
Uns in Genügsamkeit üben: Das Lösungsverhalten besteht darin, uns bewusst in Genügsamkeit zu üben, uns auf das zu konzentrieren, was wir brauchen, auf unsere Wünsche und Erwartungen an andere und an das Leben zu verzichten und uns auch immer wieder an die Wahrheit zu erinnern, dass das Hegen, Pflegen und Erfüllen von Wünschen und

Erwartungen auf Dauer immer unzufriedener macht. Mit der eingeübten Fähigkeit zum Verzicht können wir unserem Verlangen, Dinge & Geld von anderen haben zu wollen, auch eine bewusste Großzügigkeit entgegensetzen, zu der wir uns selbst erziehen.
Dankbarkeit: Gelingt es in dieser Weise, die Gedanken und das Verhalten zu disziplinieren, wird sich Zufriedenheit und schließlich auch tiefe Dankbarkeit einstellen.

Zwischenhirn und zweites Lebensjahr

Auch hier der kurze Rückgriff auf Kapitel 1. Der Bereich des Austauschs basiert auf unserem Zwischenhirn, unserem Amphibienhirn, das seine Aktivität für unser Sein in unserem zweiten Lebensjahr aufnimmt. Nach der Stille des fischähnlichen Seins im ersten Lebensjahr gehen wir aus der Horizontalen in die Vertikale, so wie eine Amphibie vom Wasser an Land geht. Und so wie sich die Geruhsamkeit des Fischlebens wandelt in ein viel bewegteres Leben an Land, so wandelt sich die Geruhsamkeit des ersten Lebensjahres in die Umtriebigkeit des zweiten Lebensjahres. Die Getragenheit des Lebens im Wasser wird zur Getriebenheit des Lebens an Land.

Biologisch sind unsere Sinne an das Zwischenhirn angeschlossen, vermutlich weil die Amphibien die ersten Wirbeltiere an Land waren, wo die Sinne völlig anders funktionieren müssen als im Wasser.

Unser zweiter Ego-Teufelskreis ist der der Unzufriedenheit. Diese Unzufriedenheit ist entwicklungsgeschichtlich gleich doppelt nachvollziehbar. Einerseits kann man sagen, dass die Amphibien jene Tiere waren, die mit dem Leben im Wasser unzufrieden geworden sind und daher ein Leben an Land angestrebt haben. Hier ist also das Thema Unzufriedenheit sichtbar. Und andererseits sind es gerade die Sinnesreize, die auf dieser Stufe der Evolution entstanden, die ein Verlangen wecken, die Dinge, die wir wahrnehmen, auch für uns haben zu wollen. Und wie wir gesehen haben, ist es das Verlangen nach den Dingen, dem wir nachgeben, das eine immer größere Unzufriedenheit erzeugt. Entwicklungsgeschichtlich ist das Thema Unzufriedenheit also doppelt nachvollziehbar.

Die Traumatisierung eines Kindes im zweiten Lebensjahr kann zu einer besonders starken Ausprägung dieses Ego-Teufelskreises führen. Dabei können gerade Eltern, die sich regelrecht zerreißen, um ihren Kindern alle Wünsche zu erfüllen und sie auf keinen Fall zu frustrieren oder zu traumatisieren, ihren Kindern einen enormen Schaden zufügen. Eine der wichtigsten Voraussetzung für die Möglichkeit, zu einem psychisch gesunden, zufriedenen und großzügigen Menschen heranzureifen, besteht darin, im zweiten Lebensjahr zu lernen, dass wir eben nicht alles haben können, was wir verlangen, dass es Grenzen gibt, die wir nicht überschreiten dürfen, und dass es nicht möglich ist, unsere Eltern durch unsere Unzufriedenheit zu terrorisieren, bis wir unseren Willen bekommen.

Wirtschaftswachstum

Unser Geldsystem braucht permanentes Wirtschaftswachstum. Dazu passt das Überhandnehmen der Unzufriedenheit im kollektiven Bewusstsein. Egal, wie viel wir erreichen oder konsumieren können, die Unzufriedenheit wird stärker und kann von den Reichsten, denen die Wirtschaft quasi gehört, entsprechend kanalisiert werden, um noch mehr zu erreichen und die Wirtschaft immer weiter wachsen zu lassen. Um ein gerechtes und nachhaltiges Wirtschaftssystem einführen zu können, das ohne permanentes Wachstum auskommt, gilt es, unser Bewusstsein zu wandeln und Zufriedenheit und Dankbarkeit zu entwickeln, dafür dass unsere Bedürfnisse erfüllt werden, und auf weiterführende überflüssige Wünsche verzichten zu lernen.

Tischlein deck dich

Das deutsche Volksmärchen, das sich mit dem Teufelskreis der Unzufriedenheit beschäftigt, ist das Tischlein deck dich. Hier symbolisiert die Ziege den Teufelskreis der Unzufriedenheit. Je mehr wir dem durch die Unzufriedenheit erzeugten Verlangen nachgeben und unsere Wünsche erfüllen, desto unzufriedener werden wird, weil das Erfüllen von Wünschen eine nur sehr kurze Zufriedenheit schaffen kann. Obwohl die Ziege den ganzen Tag nach Herzenslust fressen darf, sagt sie am Abend: „Wovon sollt‘ ich satt sein? Ich sprang nur über Gräbelein und fand kein einzig Blättelein: meh! meh!“ Das ist der Effekt der Erfüllung von Wünschen auf unsere Zufriedenheit. Am leichtesten zu sehen bei Kindern, die nur zwei Stunden nach einem Geschenk das nächste wollen. Gegenüber unseren Wünschen und unserem Verlangen hilft nur eine rigorose Selbstdisziplin, ein „Knüppel aus dem Sack“, ein Nein, das auch ein Nein bleibt. Wenn wir mit derselben Disziplin zum Verzicht auch unsere Kinder erziehen, können sie lernen, zufrieden zu sein mit dem, was ist. Ständig die Wünsche der Kinder zu erfüllen, kann sie wie gesehen bis zur Lebensuntüchtigkeit unzufrieden machen. Mehr zu diesem Märchen in Band 5.

Funktionsbereich Miteinander

Wir schauen uns den Funktionsbereich des Miteinanders wie gehabt gemäß den vier Temperamenten an, in der Reihenfolge Choleriker, Sanguiniker, Melancholiker und zuletzt Phlegmatiker.

Egoproblem für unser Miteinander – Benachteiligungsgefühle

Miteinander: Der dritte der neun Funktionsbereiche unseres Seins betrifft das Miteinander mit den Menschen in unserem Leben. Die Aufgabe des Funktionsbereichs Miteinander besteht darin, dafür zu sorgen, dass wir ein Gefühl von Emanzipation und Brüderlichkeit erleben.

Benachteiligungsgefühle: Durch die Trennung unseres Bewusstseins von unserer Schöpferin berauben wir uns jedoch selbst alles Guten, Schönen und Wahren, das unsere Seele uns bereitstellt und erleben diese selbstgeschaffene Beraubung als Benachteiligung. Unser Ego löst im Funktionsbereich Miteinander unseres Seins also Benachteiligungsgefühle aus.

Wie zuvor wird auch unser Benachteiligungsgefühl zum Nährboden weiteren Übels. Die von unserem Ego erzeugten Probleme sind stets der Nährboden für die Lösungen, die unser Ego für die Probleme parat hält. Und die projizierenden und kompensierenden Lösungen, die unser Ego parat hält, verschlimmern stets das Grundproblem, das es überhaupt selbst erst geschaffen hat.

Projektion zur Entsorgung der Benachteiligungsgefühle – Neid

Wenn wir uns benachteiligt fühlen und vielleicht denken, wir müssten mindestens das haben, was andere auch haben, rufen wir durch dieses Denken Neid in uns hervor. Wir gönnen Menschen nicht, da zu sein, wo wir hinwollen und wo wir vielleicht hinkönnten, wenn jene nicht dort wären. Betrifft unser Neid einen Menschen, der eine Aufmerksamkeit und Liebe bekommt, die wir gerne für uns hätten, äußert er sich als Eifersucht.

Verarbeitung von Benachteiligungsgefühlen und Neid

Choleriker - Aggressivität: Der Choleriker verarbeitet den Neid zu einer aggressiven Grundhaltung, mit der er seine Interessen durchsetzt. Die Aggressivität soll die anderen so einschüchtern, dass sie den Choleriker auf kurzem Weg zum anvisierten Ziel führt.

Sanguiniker - Kalkulierter Angriff: Neid wird zu kalkuliertem Angriff verarbeitet. Sanguiniker überlegen, wie sie so angreifen können, dass die anderen ins Hintertreffen geraten und sie bekommen, was sie wollen.

Melancholiker - Konfliktscheue: Der Melancholiker fühlt in sich wenig Kraft, andere Menschen wegen Benachteiligungen und Ungerechtigkeiten zu konfrontieren und scheut sich daher vor Konflikten, in denen er für seine Gleichberechtigung eintreten müsste. Durch dieses Verhalten ist er relativ wehrlos gegenüber Benachteiligungen und Ungerechtigkeiten.
Phlegmatiker - Konfliktstarre: Der Phlegmatiker verhält sich in der Verarbeitung seiner Benachteiligungsgefühle ähnlich wie der Melancholiker. Er traut sich kaum, für seine Rechte einzutreten, und wird von Menschen, die stärker von sich überzeugt sind, wenig ernst genommen.

Choleriker und Sanguiniker provozieren andere, sich aggressiv zur Wehr zu setzen oder zwingen sie zum Nachgeben, und Melancholiker und Phlegmatiker fliehen vor Konflikten lieber, was die Gefahr mit sich bringt, dass sie nicht respektiert, nicht ernst genommen werden und andere einladen, sie zu benachteiligen und ungerecht zu behandeln. Alle vier Temperamente zerstören mit ihrem jeweiligen Egoverhalten die Möglichkeit von Brüderlichkeit und Gerechtigkeit. Die einen verschaffen sich Vorteile, die anderen lassen ihre Benachteiligung zu. Alles führt zu mehr Trennung, mehr Ego und weniger Einheit und Verbundenheit in den zwischenmenschlichen Beziehungen.

Pathologische Ausformung der Benachteiligung

Choleriker - Streitsucht/Gewalttätigkeit: In der pathologischen Ausformung kann die Aggressivität gegenüber Konkurrenten über Streitsucht und Gewalttätigkeit bis hin zu einem der Tollwut ähnlichen Zustand führen, in dem sich Feindseligkeit gegen alles und jeden richtet. Dabei will auch ein pathologischer Choleriker „nur" sein grundlegendes Benachteiligungsgefühl loswerden.
Sanguiniker - Kriegsführung: Aus dem kalkulierten Angreifen entsteht leicht die Pathologie eines Raubtieres, das seine Beute zu Tode hetzt, wie z.B. ein Wolf. Ein Sanguiniker kann also die Haltung entwickeln, ständig Krieg zu führen, ein Verhalten, dass vor allem in den Führungspositionen der Wirtschaft auch noch belohnt wird, wenn es sich gegen Wettbewerber richtet.
Melancholiker - Grundsätzliche Flucht: Die Konfliktscheue des Melancholikers kann in der pathologischen Ausformung dazu führen, vor jeglichem Konflikt grundsätzlich die Flucht zu ergreifen, auch wenn es dringend nötig wäre, für die eigenen Rechte und Bedürfnisse einzutreten.

Der Melancholiker hängt sich an die vorgegebenen, z.B. politisch korrekten, Meinungen, um so die größte Wahrscheinlichkeit zu erlangen, nicht in einen Konflikt zu geraten.

Phlegmatiker - Grundsätzliche Unterordnung: Die Konfliktstarre des Phlegmatikers führt pathologisch zu einem ähnlichen Verhalten wie beim Melancholiker. Beide tendieren dazu, sich an Mehrheiten oder dominierende Autoritäten anzuhängen, um Konflikten aus dem Weg zu gehen.

Wird die Feindseligkeit gegenüber Konkurrenten (wie in der Wirtschaft) zur gesellschaftlichen Regel, wird dem cholerischen und sanguinischen Verhalten das Feld überlassen, und es entsteht einerseits ein gesellschaftliches Hauen und Stechen, bei dem es außer gelegentlichen Siegen auch immer wieder Niederlagen gibt, die das grundlegende Benachteiligungsgefühl verstärken, und andererseits bildet sich ein Haufen von Menschen, die sich so gut sie können anpassen, um Konflikte zu meiden. Außerdem kristallisieren sich im Verbund mit der durch den 2. Ego-Teufelskreis entstehenden Hierarchie einige wenige Alphatiere heraus, die stark genug sind, die feindselige Konkurrenz immer zu ihren Gunsten zu entscheiden.

So werden die tatsächliche Benachteiligung und damit auch das Benachteiligungsgefühl bei der großen Mehrheit sehr verstärkt.

Selbst die wenigen Alphatiere sind unterschiedlich dominant, stehen in einer feindseligen Konkurrenz zueinander und vergleichen sich nur mit den Dominantesten, wo sie selbst auch hinwollen. Sie befinden sich, wo die härteste Konkurrenz herrscht. So werden auch bei den Alphatieren Benachteiligungsgefühle verstärkt. Jedes Egoverhalten, das auf einem Benachteiligungsgefühl basiert, macht unser Verhalten gegenüber anderen feindselig und/oder fluchtbereit und kann sie in der Folge zu unseren Feinden machen oder dazu führen, dass wir einfach übergangen werden. Uns von Menschen umgeben zu fühlen, die uns nichts Gutes wünschen oder die selbst nicht in der Lage sind, sich in Konflikten für eine gerechte Sache mit uns zu solidarisieren, weil sie ein grundsätzliches Vermeidungs- und Fluchtverhalten an den Tag legen, verschlimmert solche Gefühle.

So erzeugt auch das 3. Egoproblem einen geschlossenen Ego-Teufelskreis, hier bestehend aus Benachteiligungsgefühl, Missgunst, Angriff und Feindseligkeit oder Fluchtverhalten gegenüber Konkurrenten. Durch den 3. Ego-Teufelskreis im kollektiven Bewusstsein entsteht eine Welt, in der die meisten Menschen tatsächlich massiv benachteiligt werden und eine gewisse Sicherheit nur noch in einem Flucht- und Anpassungsverhalten finden, das ihre Benachteiligung immer weiter verschlimmert, und zwar gesellschaftlich in dem Maße, in dem die Massenmedien ein Eintreten für die Rechte des Volkes als politisch unkorrekt ächten und das Vermeidungsverhalten der Masse für die politischen Meinungssteuerung ausnutzen.

Selbstheilung für Benachteiligungsgefühle – Gewaltlosigkeit

Zum Funktionsbereich Miteinander haben wir das Bedürfnis nach Brüderlichkeit und gerechter Gleichbehandlung, erleben durch unser Ego jedoch Benachteiligungsgefühle. Und unser kollektives Ego macht aus diesen Gefühlen eine echte Benachteiligung der großen Mehrheit.

Lösungsdenken: Der Lösungsansatz besteht zunächst grundsätzlich darin, uns in die Lage jener anderen zu versetzen, denen gegenüber wir uns benachteiligt fühlen oder, wenn das nicht hilft, uns in die Lage von Menschen zu versetzen, die offensichtlich guten Grund haben oder hätten, sich uns gegenüber benachteiligt zu fühlen. Denn häufig ist ein Benachteiligungsgefühl gänzlich subjektiv und objektiv unberechtigt. Wenn die Benachteiligungsgefühle nicht nachlassen, müssen wir im zweiten Schritt unterscheiden, ob sie unberechtigt oder berechtigt sind. Wenn wir zu dem Schluss kommen, dass sie berechtigt sind und echte Benachteiligungen und Ungerechtigkeiten vorliegen und wir für Brüderlichkeit und Gerechtigkeit eintreten müssen, kommt es darauf an, je nachdem wo wir selbst stehen, uns jeweils von der von uns gewählten Egostrategie zu befreien und uns gewaltlos und integer für gerechte Lösungen einzusetzen.

Choleriker und Sanguiniker - Gewaltlosigkeit: Das Lösungsverhalten der Choleriker und Sanguiniker besteht in einer Verpflichtung zur Gewaltlosigkeit im Denken, Reden und Handeln und einem generellen Verzicht auf Streit und Gewalt, während wir uns für gerechte Lösungen einsetzen. Lösungen sind nur echte, nachhaltige Lösungen, wenn wir sie gewaltlos und mit gewaltloser Kommunikation herbeiführen können. Wir können uns überlegen, wie wir gewaltlos, effizient und mit Beharrlichkeit für unsere Bedürfnisse und Rechte einstehen können. Gewaltlosigkeit ist nur wirklich gewaltlos, wenn wir die Bedürfnisse aller an einem Konflikt beteiligten im Auge behalten und Rücksicht darauf nehmen. Wir dürfen Benachteiligungsgefühle nicht nutzen, um den Spieß umzudrehen und andere in die Benachteiligung zu drängen. (Vorbilder: Gandhi und Martin Luther King).

Melancholiker und Phlegmatiker - Erinnerung an unsere Verantwortung für Gerechtigkeit und Aktivierung unserer gewaltlosen Durchsetzungsfähigkeit: Das Lösungsverhalten für das Fluchtverhalten dieser Temperamente besteht darin, uns unsere Angst vor Konflikten einzugestehen, Mut zu

fassen, uns an unsere Verantwortung für Brüderlichkeit und Gerechtigkeit zu erinnern, unsere Fluchtimpulse zu kontrollieren und unsere Fähigkeit zur gewaltlosen Durchsetzung zu aktivieren und uns beharrlich für gerechte Lösungen einzusetzen. Es ist gut, uns zu erinnern, dass wir uns selbst Gewalt antun, wenn wir uns benachteiligen lassen, und dass wir anderen Menschen, die auf uns schauen, durch ein falsches Nachgeben ein schlechtes Vorbild geben und zur Unterdrückung der Gesellschaft beitragen.
Wohlwollen/Güte: Wenn es gelingt, eine gewaltlose Durchsetzungskraft zu entwickeln, können wir gerechte Lösungen herbeiführen, die niemanden benachteiligen und ausschließen, der ein Recht auf Teilhabe an einer gerechten Lösung hat. Mit der Fähigkeit, auf gerechte Lösungen hinzuwirken, ohne Menschen anzugreifen, werden sich in den zwischenmenschlichen Beziehungen und in der Gesellschaft ein grundsätzliches Wohlwollen und die Fähigkeit einstellen, anderen zu gönnen, was sie haben, auch während wir, wenn nötig, für Brüderlichkeit und Emanzipation eintreten. Wir gewinnen die Fähigkeit, für gerechte Lösungen einzutreten, ohne die Betreiber und Profiteure der Ungerechtigkeiten zu bekämpfen. Wenn wir nicht gegen Menschen kämpfen, sondern für gerechte Lösungen, gibt es keine Feinde, und alle haben die Möglichkeit, an den gerechten Lösungen teilhaben, ohne ihr Gesicht zu verlieren. So werden alle in die gerechten Lösungen eingebunden, auch die, die ihre Vorteile und Privilegien einbüßen.

Kleinhirn und drittes Lebensjahr

Erneuter kurzer Rückgriff auf Kapitel 1. Der Bereich des Miteinanders unseres Seins basiert auf unserem Kleinhirn, unserem Reptilienhirn, das seine Aktivität für unser Sein in unserem dritten Lebensjahr aufnimmt. Nach der Stille des fischähnlichen Seins im ersten Lebensjahr und der unruhigen Umtriebigkeit, die mit der Fähigkeit der Fortbewegung auf unseren Beinen entsteht, entwickelt sich im Kind etwa ab dem Alter von 2 Jahren verstärkt die Wahrnehmung für das Vorhandensein anderer Kinder und die Neugier nach ihnen. Kinder beginnen, sich in Beziehung zu anderen Kindern zu setzen und sich mit ihnen zu vergleichen.

Einher mit diesem vergleichenden Denken entwickeln Kinder Benachteiligungsgefühle, wenn sie feststellen, dass andere Kinder mehr haben als sie, mehr dürfen als sie oder mehr Aufmerksamkeit und Liebe bekommen als sie. Durch das entsprechende, im Kind erwachende Ego wird auch der Ego-Teufelskreis der Benachteiligung aktiviert. Im dritten Lebensjahr neigen die einen Kinder dazu, auf andere Kinder loszugehen und sich rabiat durchzusetzen, während andere ein Flucht- und Vermeidungsverhalten entwickeln, das ihnen dann oft ein Leben lang erhalten bleibt.

Dabei ist das körperlich Raufen gerade bei Jungs ein natürlicher Entwicklungsschritt, mit dem sie die Erfahrung machen, wie weit sie auf diesem Weg kommen und wohin es führt, wenn am Ende nur das Recht des Stärkeren gilt. Die Erfahrung, sich nicht alles gefallen zu lassen und auch durch Raufen für sich einzustehen, ist eine wichtige Lernerfahrung, dass der Impuls, gegen Ungerechtigkeit vorzugehen, nicht unterdrückt wird.

Dass die Möglichkeit, durch Raufen eine gerechte Lösung herbeizuführen, sehr begrenzt ist, lernen Jungen vor allem dadurch, dass man sie raufen lässt und die Sinnhaftigkeit des Ganzen dann im Nachgang reflektiert. Ein gesunder Junge wird von sich aus im Laufe seiner Kindheit lernen, seine Probleme anders und mit friedlichen Mitteln zu lösen. Auf diesem Weg kommt er durch eigenes Lernen zu einem letztlich friedlichen Verhalten.

Das Reptiliengehirn ist Teil unserer Biologie und seine biologischen Programme sollten nicht unterdrückt werden. Sonst erfolgt das eigenständige Lernen nicht, von sich aus friedliche Konfliktlösungen anzustreben.

Bei linkspolitisch korrekten Erziehern ist es leider gängig geworden, Jungs grundsätzlich abzuhalten, sich mit anderen zu raufen. Dies erzieht ihnen systematisch ein nachgiebiges Verhalten an. Sie werden erzogen, sich für ihre Männlichkeit schuldig zu fühlen. Dies raubt ihnen auch später die Fähigkeit, sich mit Durchsetzungskraft für eine gerechte Sache, zum Beispiel für den Schutz ihrer Familie oder die Rechte ihres Volkes, einzusetzen. Wenn gerade Jungs durch Unterdrückung der Ausreifung des Reptiliengehirns im dritten Lebensjahr zu Flucht- und Vermeidungsverhalten erzogen werden, wird das cholerische und sanguinische Verhalten teils auf die Mädchen verlagert, die später als Frauen die Männlichkeit ihrer Männer unter Kontrolle halten, teils auf den Staat, der nun eine Volksmasse vor sich hat, die schon von Kindesbeinen an darauf konditioniert wurde nachzugeben. Gerade die Erzieher in den Kindergärten sollten sich überlegen, wohin es die Gesellschaft führt, wenn man den Jungs von vorne herein aberzieht, sich auch wie Jungs zu verhalten und sich mit anderen zu raufen.

Die Traumatisierung eines Kindes im dritten Lebensjahr kann die entsprechenden Ego-Teufelskreise verstärkt ausprägen. Wie wir gesehen haben, kann nicht nur die übermäßige Erfahrung von Gewalt eine traumatisierende Auswirkung haben, sondern auch die Erfahrung, dass die natürliche Neigung von Jungs, sich mit anderen zu raufen, systematisch unterdrückt und durch konditionierende Schuldgefühle stigmatisiert wird.

Feminismus und Massenzuwanderung

Zum 3. Bereich unseres Geistes gibt es zwei interessante Bezüge:
1) Während das angreifende Verhalten im Kampf gegen Benachteiligungsgefühle männlich und das Fluchtverhalten vor Konflikten weiblich ist, sehen wir gerade in der westlichen Welt seit einigen Generationen zunehmend, dass es die Männer sind, die im Konflikt mit ihren Frauen die Flucht ergreifen und von diesen nicht mehr für voll genommen werden, weil sie abhauen. Hier sieht man, dass sich das geschlechtsspezifische Verhalten weitgehend umgekehrt hat und viele Frauen ihre Männer dominieren. Die westliche Welt ist - nicht unbedingt in Politik und Wirtschaft - aber in der Realität der Familien und Beziehungen zwischen Männern und Frauen inzwischen mehr matriarchal als patriarchal. In der westlichen Welt hat der Feminismus ganze Arbeit geleistet, um die Egostrategien der Frauen im Kampf gegen Benachteiligungen zu vermännlichen und die Egostrategien der Männer zu verweiblichen - siehe das Verhalten der Erzieher(innen) im Kindergarten gegenüber Jungs - so dass sie nicht mehr richtig für ihre gerechten Anliegen und Bedürfnisse eintreten und nicht mehr richtig Mann sind. Was dann auch eine Überleitung ist zum 2. Bezug.
2) Weil die Männer in den westlichen Ländern zunehmend nicht mehr in der Lage sind, im Konflikt mit ihren Frauen ihren Mann zu stehen und Konflikte standhaft und gewaltfrei durchzustehen, sind die westlichen Gesellschaften als Ganzes relativ wehrlos gegenüber den Herausforderungen durch die vielen Millionen Flüchtlinge, deren männliche Vertreter in den westlichen Ländern in vielen Fällen wenig Respekt vor den verweiblichten westlichen Männern haben, die sie auch nicht richtig ernst nehmen.

Den Männern der westlichen Welt fehlt es an der Fähigkeit, sich mit gewaltloser, integrer Durchsetzungskraft gegen Ungerechtigkeit und eine die Rechte des eigenen Volks benachteiligende und missachtende Zuwanderung durch Wirtschaftsflüchtlinge zu wehren. Hier brauchen wir ein Erwachen der westlichen Männer zur Männlichkeit, um uns auf friedliche und menschlich vertretbare Weise unsere über Jahrtausende gewachsene Kultur zu bewahren.

Brüderchen und Schwesterchen

Das deutsche Volksmärchen Brüderchen und Schwesterchen hat die Problematik dieses Funktionsbereichs unseres Seins mit seinen symbolischen Bildern exakt verschlüsselt. Die cholerische Strategie gegen Benachteiligung wird vom Tiger symbolisiert, die sanguinische Strategie vom Wolf und die Fluchtstrategien der beiden anderen Temperamente vom Reh. Die Verwandlung des Rehs am Ende des Märchens symbolisiert dann, dass sowohl die Angriffs- als auch die Fluchttendenzen überwunden wurden und die Fähigkeit zur gewaltlosen, lösungsorientierten Durchsetzung gerechter Lösungen gelernt wurde. Die Einzelheiten des Märchens werfen ein klares Licht auf die Schwierigkeiten und Möglichkeiten bei der Auflösung des Teufelskreises der Benachteiligung, um die Fähigkeit zu erlangen, gerechte Lösungen gewaltlos durchzusetzen, und werden in Band 5 näher beleuchtet.

Ausreifung unseres energetischen Geistes in unserer Frühkindheit

Im Laufe des 1.-3. Lebensjahres erwacht in den genannten drei Stufen unser energetischer Geist und mit ihm die zugehörigen Ego-Teufelskreise. Wir müssen uns also schon von Kindesbeinen an mit den ersten drei Ego-Teufelskreisen auseinandersetzen. Schon Babys kennen es, nichts von ihren Dingen abgeben zu wollen (1. TK), schon Einjährige kennen es, alles haben zu wollen, was sie an Interessantem sehen (2. TK) und schon Zweijährige kennen es, auf andere losgehen zu wollen, wenn sie sich benachteiligt fühlen oder neidisch oder eifersüchtig sind (3. TK).

Wenn man die neun Funktionsbereiche des menschlichen Seins wie Schalen betrachtet, die von innen nach außen unsere Seele umhüllen, dann handelt es sich bei den drei Funktionsbereichen unseres energetischen Geists um die drei äußeren dieser neun Schalen: Unser Versorgungsgefühl ist die äußerste, uns Austauschgefühl die zweiäußerste und unser Gemeinschaftsgefühl die drittäußerste der neun Schalen.

Aufgebaut wird unser energetischer Geist im Laufe unserer frühen Kindheit also von außen nach innen.

Wenn unser Sein immer mehr in ein Ungleichgewicht gerät, so beginnt diese Erkrankung in der äußersten Schale und kann dann Schale für Schale von außen nach innen erkranken. Die Heilung unseres Seins findet daher immer von innen nach außen statt. Am wichtigsten ist die Heilung unseres spirituellen Geists, dann unseres mentalen Geists und zum Schluss unseres energetischen Geists. Die Heilungsreihenfolge findet also mehr nach der Dreiheit Vater, Mutter, Kind statt: Erst heilt unser Gemeinschaftsgefühl von den verschiedenen Ausformungen unserer Benachteiligungsgefühle. Dadurch befreien wir unser Austauschgefühl von den Formen unserer Unzufriedenheit. Und sobald wir ein stabiles Gleichgewicht von Gleichberechtigungsgefühl und Zufriedenheit erlangt haben, können auch unsere

Mangelgefühle ausheilen, dass wir uns im Leben auch noch gut versorgt fühlen, wenn wir keinerlei Anhaftung an materiellen Besitz oder Vermögen haben.

Verzicht

Der Verzicht ist so etwas wie das Leitprinzip zur Lösung der ersten drei Egoprobleme. Die Fähigkeit zum Verzicht ist eine sehr mächtige Waffe im Kampf gegen negative Gedanken, die aus Mangelgefühlen, Unzufriedenheit und Benachteiligungsgefühlen herrühren. Da unser energetischer Geist grundlegend unsere Beziehung zur physischen Welt bestimmt, ist Verzicht die für unseren energetischen Geist wichtigste Fähigkeit auf dem Weg zurück zum Bewusstsein unserer unsterblichen Seele. In den indischen Upanischaden gibt es die Aussage: „Nur durch Verzicht wird Unsterblichkeit erreicht." Das unterstreicht die zentrale Wichtigkeit des Verzichts für unseren Weg zurück zu unserem wahren Sein, zu dem Menschen, der wir in Wahrheit sind, um uns von unseren biologischen Programmen und den Teufelskreisen in unserem energetischen Geist nicht von unserem wahren Wesen ablenken zu lassen.

Außer unseren energetischen Ego-Teufelskreisen und Selbstheilungskräften enthält der energetische Geist auch Programmierungen und Konditionierungen, die wir automatisch aus der Familie und Gesellschaft übernehmen, in die wir hineingeboren werden. Unser energetischer Geist ist also auch Träger unseres biologischen Unterbewusstseins. Die Arbeit zur Findung und Auflösung der für ein glückliches und erfülltes Leben hinderlichen unterbewussten biologischen Programme betrifft also unseren energetischen Geist und wird wie schon erwähnt Gegenstand eines eigenen Buches.

Damit schließen wir die drei Funktionsbereiche unseres energetischen Seins ab und kommen zum mentalen Geist, dessen Ego-Teufelskreise und Selbstheilungskräfte wir im folgenden Kapitel betrachten werden.

Kapitel 3 – Unser mentaler Geist

An der unterschiedlichen Verarbeitung unserer Egoprobleme durch die vier Temperamente konnte man bereits erkennen, dass das cholerische Temperament am meisten von sich überzeugt und das phlegmatische sich seiner selbst am unsichersten ist. In diesem Kapitel gehen wir bei der Betrachtung der drei Funktionsbereiche unseres mentalen Geists ähnlich vor.

In dieser Hülle unserer Seele ist unser Sein weniger von unserem biologischen Unterbewusstsein festgelegt und wird mehr von unseren bewussten Gedanken bestimmt. Hier können wir die Ursachen unserer Gefühle also leichter betrachten, indem wir auf unsere Gedanken achten.

Im mentalen Geist können wir also leichter auf die Teufelskreise einwirken und mit unserer bewussten Einstellung und Haltung stärkeren Einfluss darauf nehmen. Während die Teufelskreise im energetischen Geist eher langsam und durch stete Bemühungen umerzogen werden können, kann dies im mentalen Geist schneller bewirkt werden, wenn unser Wille und unsere Einstellung entsprechend ausgerichtet sind.

Funktionsbereich Selbstwert

Wir schauen uns den Funktionsbereich unserer Selbstwertgefühle wie gehabt gemäß den vier Temperamenten an, in der Reihenfolge Choleriker, Sanguiniker, Melancholiker und zuletzt Phlegmatiker.

Egoproblem für unseres Selbstwert – Minderwertigkeitsgefühle

Wert: Der vierte unserer neun Seinsbereiche betrifft unseren Selbstwert. Die Aufgabe dieses Funktionsbereichs besteht darin, dafür zu sorgen, dass wir das Gefühl erleben, dass wir ein gesundes Selbstwertgefühl haben, uns selbst lieben können, uns selbst schätzen und anerkennen.

Minderwertigkeitsgefühle: Durch die Trennung unseres Seins und Bewusstseins von unserer Schöpferin verlieren wir auch unser natürliches Selbstwertgefühl. Somit löst unser Ego im Funktionsbereich Selbstwert unseres Seins Minderwertigkeitsgefühle aus.

Kompensation für die Minderwertigkeitsgefühle – Geltungsdrang

Uns minderwertig zu fühlen, ist sehr unangenehm, eigentlich unerträglich. Unser Ego kompensiert dieses Problem, indem es versucht, uns mehr

Geltung als andere zu verschaffen. Es wünscht sich Aufmerksamkeit, Lob, Wichtigkeit und Geltung. Durch unseren Geltungsdrang sind wir automatisch stets bemüht, vor anderen gut da zu stehen, uns in ein gutes Licht zu rücken und dafür zu sorgen, dass andere (zumindest die Menschen, die uns wichtig sind) die bestmögliche Meinung von uns haben. Wir unterliegen durch unsere Minderwertigkeitsgefühle der Gefahr, falsche Fähigkeiten und Eigenschaften vorzutäuschen, um besser dazustehen, und sind gefährdet, dass dieses Vortäuschen zur Gewohnheit wird, eine andere Person zu spielen als wir eigentlich sind.

Verarbeitung von Minderwertigkeitsgefühlen und Geltungsdrang

Choleriker - Hochmut/Arroganz: Der Choleriker wertet sich selbst rigoros auf Kosten anderer auf. Er manifestiert mit Entschiedenheit, dass er eine viel wichtigere Person als andere ist und verarbeitet seine Minderwertigkeitsgefühle so zu Hochmut und Arroganz.

Sanguiniker - Wichtigtuerei: Der Sanguiniker entwickelt für gewöhnlich die größte Eloquenz dabei, sich wichtig zu machen und als eine sehr tolle und bewundernswerte Person dazustehen. Sein Ziel ist stets die Bewunderung.

Melancholiker - Komplimentefischerei: Der Melancholiker versucht, durch Koketterie mit den eigenen Minderwertigkeitsgefühlen und durch Charme Komplemente zu bekommen und Anerkennung zu gewinnen. Diese Strategie ist also eher indirekt. Es geht weniger um das Beeindrucken und mehr darum, gewinnend zu sein.

Phlegmatiker - Selbstbedauern: Der Phlegmatiker hat die passivste Strategie. Er neigt dazu, sich in seinen Minderwertigkeitsgefühlen selbst zu bedauern, damit andere ihm Zuspruch und Zuwendung geben, und sich aus der Welt in Wachträume zurückzuziehen.

Pathologische Ausformung der Minderwertigkeitsgefühle

Choleriker - Größenwahn: In der pathologischen Ausformung wird die Arroganz des Cholerikers zum Größenwahn. Es liegt in der Natur der Sache, dass Menschen, die reich, berühmt und/oder mächtig sind, viel stärker von dieser Pathologie bedroht sind als Menschen, die es nicht sind. Aus der Sicht unseres wahren Seins sind Macht, Ruhm und Reichtum eindeutig eher ein Fluch denn ein Segen.

Sanguiniker - Ruhmsucht: Die Wichtigtuerei kann sich pathologisch bis zur Ruhmsucht steigern. Je größer der Erfolg eines Sanguinikers in seinem Leben, desto größer die Gefahr, der Ruhmsucht zu verfallen.

Melancholiker - Selbstveräußerung: Der Melancholiker kann Koketterie und Charme in der pathologischen Steigerung soweit treiben, dass er sich selbst völlig verrät und in die Schokolade verwandelt, die er anderen immer vorspielt.
Phlegmatiker - Tagträumerei: Wenn die Strategie des Phlegmatikers, Zuspruch und Zuwendung zu bekommen, fehlschlägt, verlagert er sein Leben in der pathologischen Ausformung immer mehr in Träume, die alle seine Wünsche nach Wichtigkeit und Anerkennung erfüllen.

Der kollektive Geltungsdrang führt dazu, dass wenige Menschen Ruhm erlangen und die Aufmerksamkeit der Gesellschaft genießen, während die meisten in ihrem Leben kaum Anerkennung und Wertschätzung erfahren. Je größer diese Spaltung, desto mehr Menschen flüchten sich in ihre Tagträume. Je mehr wir anderen eine falsche Persönlichkeit vorspielen, desto weniger Wertschätzung bekommen wir von anderen für die Person, die wir eigentlich sind. Je stärker unser eigener Geltungsdrang, desto weniger geben wir anderen echte Wertschätzung. Je weniger in einer Gesellschaft echte Wertschätzung zum Ausdruck gebracht wird, desto weniger Wertschätzung wird der Einzelne persönlich erfahren. Und desto mehr wird unser grundlegendes Minderwertigkeitsgefühl kollektiv verstärkt.

In unserer Beziehung zu uns selbst bildet sich derselbe Ego-Teufelskreis wie in unserer Beziehung zu unseren Mitmenschen: Das Vortäuschen einer Persönlichkeit, die wir nicht sind, führt dazu, dass wir Negatives in uns vor uns selbst und vor anderen unter den Teppich kehren, damit es nicht gesehen wird. Wenn wir Dinge, die zu uns gehören, unter den Teppich kehren, verstärken wir uns selbst den Glauben, keinen Wert zu haben. Wir nehmen diese Dinge in uns ja nicht an, halten sie für nicht liebenswert. Das Ablehnen der Dinge unter dem Teppich bedeutet, dass wir uns selbst nicht lieben, nicht schätzen und nicht für liebenswert halten. Je mehr wir dies tun, desto weniger können wir uns selbst unschuldig lieben.

Ein kleines Beispiel für die subtile Macht des vierten Ego-Teufelskreises, weil unser Ego es liebt, uns als bescheiden zu betrachten: Es gab einmal einen berühmten Schriftsteller. Er war inzwischen sehr alt geworden. Er erkrankte und kam ins Krankenhaus. Dort wurden viele Menschen vorstellig. Sie wollten ihm danken und für sein Lebenswerk preisen. Er hörte sich diese Lobpreisungen natürlich gerne an. Dennoch wurde er mit jeder Person, die ihn pries, immer unruhiger und hibbeliger. Schließlich fragte ihn eine Krankenschwester, ob er Schmerzen habe, weil er sich so unruhig bewege. Er verneinte dies und meinte, er sei nur so unruhig und hibbelig, weil ihn noch niemand für seine außerordentliche Bescheidenheit gepriesen habe.

Auch das vierte Egoproblem erzeugt einen geschlossenen Ego-Teufelskreis. Das Vortäuschen einer falschen Persönlichkeit höhlt unser Selbstwertgefühl aus. Geltungsdrang wird von anderen als unangenehm wahrgenommen und führt genau dazu, keine Wertschätzung zu bekommen. Arroganz, Wichtigtuerei, Komplimentefischerei und Selbstbedauern werden insgesamt eher verabscheut als wertgeschätzt. Außerdem gründet unser Geltungsdrang auf einem Minderwertigkeitsgefühl, dem wir durch solches Verhalten Recht geben. So verstärken Geltungsdrang und das Vortäuschen einer falschen Person das grundlegende Minderwertigkeitsgefühl weiter.

Selbstheilungskraft für unsere Minderwertigkeitsgefühle – Demut

Für den Funktionsbereich Selbstwert haben wir das Bedürfnis, uns wertvoll und geschätzt zu fühlen, erfahren durch unser Ego jedoch Minderwertigkeitsgefühle.

Lösungsdenken: Die Lösung für alle Egoprobleme besteht immer in der Rückverbindung mit unserem wahren Sein. Der Lösungsansatz besteht also in der Frage: Wie beende ich meine Vortäuschungen, jemand wichtigeres, besseres, tolleres etc. zu sein, um meine Minderwertigkeitsgefühle aufzulösen? Wie kann ich einen wertvollen Beitrag, einen wertvollen Dienst an der Gesellschaft (an der Familie, an der Menschheit) leisten, durch den ich der Selbstlosigkeit meines wahren Seins näher komme, mein wahres Sein besser spüren und von Ego reinigen kann und für den ich mich selbst achte? Wie erreiche ich den Punkt unschuldiger Selbstliebe in mir?

Aufrichtige Selbstdarstellung/Wertschätzung geben/Selbstlos Dienen: Das Lösungsverhalten besteht dann darin, den Dreck unter unserem Teppich hervorzuholen, uns zu zeigen, wie wir sind und uns auch für unseren Mut selbst achten und schätzen. Indem wir uns zeigen, wie wir sind, können wir lernen, uns zu lieben, wie wir sind. Der Leistungsstress im Vortäuschen endet. Weiter können wir uns vorstellen, dass uns Gott große Wertschätzung und Anerkennung für unsere spirituellen Bemühungen schenkt. Wir geben uns also einfach selbst, wonach wir uns so sehnen. Eine gute und einfache Übung zum Aufladen unseres Selbstwertgefühls besteht darin, sich mit der Familie oder engen Freunden zusammenzusetzen und sich gegenseitig ins Gesicht zu sagen, was wir am anderen schätzen. Es tut sehr gut, diese Dinge gesagt zu bekommen. Je mehr wir unseren Wert durch die Augen anderer sehen können, desto weniger müssen wir durch Vortäuschen Wert anstreben.

In der allgemeinen Haltung ist es hilfreich, den Menschen in unserem Leben aufrichtig unsere Wertschätzung zum Ausdruck zu bringen, vor allem jenen, die es offensichtlich besonders brauchen. Wichtig ist, bei der Wahrheit zu bleiben, wahrzunehmen, welche positive Qualität ein Mensch für andere einbringt und dann anzuerkennen, dass jemand diese Qualität, dieses So-Sein hat. Dadurch fühlt sich ein anderer richtig wahrgenommen und nicht geschmeichelt. Durch nicht wahrheitsgemäße Komplimente regen wir andere nur an, Personen vorzutäuschen, die sie nicht sind. Lob und Schmeicheleien dienen offensichtlich nur dem Ego und werden besser unterlassen. Wer sein eigenes Ego auflösen will, sollte vor Lob und Schmeicheleien davonlaufen und auch das Ego anderer nicht aufbauen. Durch Anerkennung und Wertschätzung nehmen wir das Sein des anderen wahr und zeigen ihm, dass wir ihn darin wahrnehmen und es schätzen, dass er so ist. Das hilft dem anderen, seine eigenen Qualitäten wahrzunehmen und sich selbst zu achten. Bei diesem Thema ist eine generelle Achtsamkeit geboten. Es gilt, unser Unterscheidungsvermögen und unser Gespür für den anderen einsetzen, um nicht Ego aufzubauen. Eine noch weit mächtigere Waffe zum Aufbau von Wertgefühl/ Selbstwertgefühl und Achtung/Selbstachtung besteht im selbstlosen Dienst an unterprivilegierten, notleidenden und bedürftigen Menschen. Selbstloser Dienst ist nicht nur geeignet, das 4. Egoproblem zu lösen. Er leistet einen starken Beitrag, unser Sein von allen Unreinheiten unseres Egos zu befreien. Er reinigt unser Herz und steigert damit unsere Liebesfähigkeit.
Selbstachtung/Selbstwertgefühl/Selbstliebe: Wir laden uns selbst mit Selbstachtung und Selbstwertgefühl auf, wenn es uns gelingt, aufrichtig mit unseren Defiziten zu sein und unsere Mitmenschen in ihrem positiven Beitrag für die Gesellschaft, um den sie sich bemühen, und in ihren menschlichen Qualitäten wahrzunehmen und sie dafür anzuerkennen. Darüber hinaus leisten wir einen wichtigen Beitrag, dass sich auch die Benachteiligten und Unterprivilegierten versorgt und geschätzt fühlen, wenn wir unterprivilegierten, notleidenden und bedürftigen Menschen selbstlos dienen.

Im Dunklen Zeitalter, in dem wir uns noch befinden, ist das Ehrgefühl das Leitprinzip für die Selbstheilungskraft der Wertschätzung. Durch unser Ehrgefühl wissen wir, wem Anerkennung und Wertschätzung, also wem Ehre gebührt, und welches Verhalten – zum Beispiel der selbstlose Dienst an Notleidenden und das Bemühen um eine Linderung des Leids auf der Erde – unsere Ehre von uns fordert. Das Bemühen um ehrenhaftes Verhalten ist also eine gute Richtlinie in diesem Bereich.

Ein noch stärkeres Leitprinzip der Wertschätzung ist echte Bescheidenheit. Das Auflösen unseres Egos führt uns zur Bescheidenheit. Im Bewusstsein der Bescheidenheit fällt es uns leicht, den Wert anderer zu erkennen und spontan wertzuschätzen.

Der selbstlose Dienst stellt sicher die mächtigste und schönste Selbstheilungskraft für das 4. Egoproblem dar. Wer diese Kraft richtig entwickelt, macht schnellste Fortschritte auf dem Weg, sich selbst unschuldig und andere selbstlos zu lieben.

Grosshirnmarklager und viertes Lebensjahr

An dieser Stelle wieder der kurze Rückgriff auf Kapitel 1. Der Bereich unseres Selbstwerts basiert auf unserem Großhirnmarklager, unserem Vogelhirn, das seine Aktivität für unser Sein in unserem vierten Lebensjahr aufnimmt. Nach der Stille des fischähnlichen Seins im ersten Lebensjahr, der unruhigen Umtriebigkeit des zweiten Lebensjahres und der Entwicklung unseres Gruppenverhaltens mit anderen Kindern im dritten Lebensjahr tritt das Kind etwa ab dem Alter von 3 Jahren in eine Phase, in der es besonders viel Zuwendung, Wertschätzung und Nestwärme braucht.

Das Großhirnmarklager ist unser Vogelhirn. In der Entwicklung der Evolution bilden die Vögel die erste Stufe, auf der die Jungen eine intensive Betreuung und Zuwendung brauchen. Es ist in besonderer Weise das vierte Lebensjahr, in dem wir als Kinder das Gefühl der Nestwärme für unser Leben mitbekommen.

Wie schon in Kapitel 1 erwähnt, ist es eine sehr schlechte Idee, ein Kind ausgerechnet im Alter von drei Jahren in einen Kindergarten zu stecken. Dieser Schritt geht zu diesem Zeitpunkt völlig gegen das Bedürfnis des Kindes nach Nestwärme.

Wenn absehbar ist, dass es aufgrund der Lebensumstände der Eltern unvermeidbar ist, ein Kind spätestens im Alter von drei Jahren in einen Kindergarten zu geben, dann ist es weit besser, dies bereits mit zwei Jahren zu tun. Mit zwei Jahren sucht ein Kind viel stärker die Gesellschaft anderer Kinder und kann sich viel leichter in eine Kindergartengruppe eingewöhnen. Es hat dann noch nicht die biologisch-entwicklungsbedingte Abneigung gegen einen Kindergarten wie im Alter von drei Jahren.

Gleichzeitig mit der Aktivierung des Großhirnmarklagers für unser Sein, erwacht wie auf jeder anderen Stufe auch unser Ego auf dieser Ebene und setzt den Ego-Teufelskreis der Minderwertigkeitsgefühle in Gang. Im vierten Lebensjahr beginnen Kinder also damit, sich wichtig zu tun, sich über andere zu stellen oder anderen ihre Wichtigkeit oder ihren Wert abzusprechen.

Die Traumatisierung eines Kindes im vierten Lebensjahr, wozu man bei besonders sensiblen Kindern auch schon eine Verfrachtung in den Kindergarten in dieser Zeit zählen könnte, kann den Teufelskreis der Minderwertigkeitsgefühle verstärkt ausprägen.

Wie mit allen Dingen, besteht die für ein Kind wertvollste Erziehung stets daraus, ihm aus unserem wahren Sein heraus zu begegnen und in allem das richtige Maß anzusetzen, das unser wahres Sein vorgibt. Wir können der Entwicklung eines gesunden Selbstwertgefühls des Kindes durch ständiges unangemessenes und unverhältnismäßiges Loben fast genauso Schaden zufügen wie durch unangemessene Kritik, Herabwürdigung oder Überforderung, und dies umso mehr, wenn sich Lob und Tadel ohne großen Bezug zum Wesen des Kindes abwechseln und nur dazu dienen, ein Kind in die gewünschte Richtung zu manipulieren.

Burnout und Umweltzerstörung

Wenn wir eine falsche Person vorspielen, um Anerkennung und Zuspruch zu bekommen, investieren wir viel Energie in eine Person, die wir nicht sind, während der Mensch, der wir sind, verhungert, weil er nicht gesehen wird. Das gesamte Ausmaß dieser Investition in ein falsches Bild von uns selbst ist Verschwendung, die uns in einen selbstverschuldeten Burnout führt. Da wir durch das Schaffen und Aufrechterhalten einer Illusion unsere Ressourcen und Möglichkeiten für ein erfolgreiches Leben als der Mensch, der wir tatsächlich sind, verschwenden, ist es kein Wunder, dass wir uns als Menschheit eine Welt geschaffen haben, in der wir die Ressourcen dieser Erde immer mehr verschwenden und unsere Lebensgrundlagen zerstören. Um uns unseren wunderschönen Planeten zu bewahren, müssen wir die Art des Wirtschaftens wandeln, die immer mehr Verschwendung erzeugt. Um die Art des Wirtschaftens wandeln zu können, brauchen wir ein Erwachen zu den Selbstheilungskräften für unser Selbstwertgefühl, hin zu einer offenen Aufrichtigkeit mit unseren Defiziten, hin zu Demut und einem selbstlosen Dienst an den Bedürftigen und Ärmsten. Wenn sich das kollektive Bewusstsein in diese Richtung wandeln kann, werden wir auch nicht mehr falschen Werten nachjagen, die unser Ego aus unseren Minderwertigkeitsgefühlen bastelt.

Rumpelstilzchen

Von den deutschen Volksmärchen beschäftigt sich unter anderem das Rumpelstilzchen mit dem Thema der Minderwertigkeitsgefühle. Es beginnt mit dem Müller, der wichtig tut, dass seine Tochter Stroh zu Gold machen kann. Das „Stroh-zu-Gold-machen" symbolisiert das Vortäuschen einer falschen, tollen Person, um unseren Minderwertigkeitsgefühlen zu entkommen. Das Herausfinden des Namens „Rumpelstilzchen" bezieht sich auf die aufrichtige Mitteilung unserer Defizite. Mit den Einzelheiten dieses Märchens beschäftigt sich Band 5. Es zeigt mit seinen Bildern eingehend, wie wir es schaffen, nicht mehr der Sklave unseres Geltungsdrangs und stattdessen frei zu sein.

Funktionsbereich Macht

Wir schauen uns den Funktionsbereich der Macht wie gehabt gemäß den vier Temperamenten an, in der Reihenfolge Choleriker, Sanguiniker, Melancholiker und zuletzt Phlegmatiker.

Egoproblem für unsere Macht – Machtlosigkeitsgefühle

Macht: Der fünfte der neun Funktionsbereiche unseres Seins betrifft unsere Macht und Souveränität im Leben. Die Aufgabe dieses Funktionsbereichs besteht darin, dafür zu sorgen, dass wir selbstbestimmt im Einklang mit unserem wahren Wesen leben können. Hierzu gehören vor allem die Fähigkeit und Möglichkeit, Dinge, deren Möglichkeit uns inspiriert, zu verwirklichen und zu manifestieren. Macht bedeutet also, in dem Bewusstsein zu leben, unsere Visionen manifestieren und unsere inneren und äußeren Ziele erreichen zu können. Die inneren Ziele bestehen darin, uns selbst mit den Eigenschaften zu erfinden, die uns am meisten inspirieren. Was inspiriert uns am meisten? Wir müssen uns nur die Menschen anschauen, die wir am meisten bewundern: Die Eigenschaften, die wir an ihnen bewundern sind die, die uns am meisten inspirieren. Am Ende unseres Lebens können wir nur unseren spirituellen Geist mit uns nehmen. Die höchste Macht besteht also letztlich darin, uns als Liebe, Mitgefühl, Selbstvertrauen, Vergebung und Glückseligkeit erfinden und verwirklichen zu können, jene Eigenschaften, die unser wahres Wesen ausmachen. In diesem Bewusstsein werden unsere Möglichkeiten dann umfassend, was Meister wie Jesus Christus uns vorgelebt haben.

Machtlosigkeitsgefühle: Durch die Trennung unseres Seins von unserer Schöpferin trennen wir uns auch von der natürlichen Macht und den

Möglichkeiten unseres Seins ab, uns als die Eigenschaften und mit den Möglichkeiten erfinden zu können, die uns am meisten inspirieren. Wir erleben die Abtrennung von den Möglichkeiten, die unserem Sein zur Verfügung stehen, als Machtlosigkeit. Unser Ego löst im Funktionsbereich Macht unseres Seins Machtlosigkeitsgefühle aus. Durch unsere Machtlosigkeitsgefühle verlieren wir das Gefühl, ein selbstbestimmtes Leben zu führen.

Dieser Funktionsbereich unseres Seins wird durch unser Ego am stärksten beeinträchtigt. Denn Macht meint für unser wahres Sein letztlich nur die Macht und Souveränität, ein von Möglichkeiten erfülltes, selbstbestimmtes Leben zu führen. Durch die Abkapselung von unserem wahren Sein kapseln wir uns jedoch gleichzeitig von den Aspekten unseres Seins ab, die uns nähren, versorgen und glücklich machen, und schaffen uns eine Situation, in der wir dem machtlos ausgeliefert sind. Selbstbestimmung meint die Selbstbestimmung gemäß unserem wahren Sein und den Bedürfnissen unseres Seins. Wenn wir uns jedoch von unserem Ego bestimmen lassen, werden alle diese nicht mehr erfüllt. Aus Sicht unseres wahren Seins ist Egobestimmtheit = Fremdbestimmtheit, der vollständige Verlust unserer Selbstbestimmtheit. Durch unser Ego nimmt das Leben uns unsere Möglichkeiten weg. Egoistische Menschen können von clevereren Egos aufgrund ihres Egos leicht ausgerechnet und fremdbestimmt werden. Wenn unser Ego maximal bestimmt, sind wir maximal fremdbestimmt, weil dies die Erfüllung der Bedürfnisse unseres wahren Seins verunmöglicht. Wenn unser Bedürfnis, unsere Möglichkeit leben und uns als Möglichkeiten erfinden zu können, nicht mehr erfüllt wird, entstehen im Funktionsbereich Macht & Souveränität unseres Seins Machtlosigkeitsgefühle.

Der Teufelskreis der Machtlosigkeit ist für unser Ego der wichtigste, weil er unser wahres Sein entmachtet, alle Macht dem Ego gibt und zu einer Herrschaft der mächtigsten Egos über alle anderen Menschen führt.

Kompensation für die Machtlosigkeitsgefühle – Machtwunsch

Machtlosigkeitsgefühle lösen in unserem Ego den Wunsch aus, über die Macht zu verfügen, die eigenen – nach Ansicht des Egos von anderen verursachten – Probleme lösen und die eigenen Vorstellungen mit Macht gegen andere durchsetzen zu können. Unser Ego orientiert sich an der in der Gesellschaft oder der eigenen gesellschaftlichen Gruppe bestehenden Machtstruktur und versucht, innerhalb dieser Machtpyramide an Macht und Einfluss zu gewinnen. Vor allem im politischen Denken ist dieser 5. Ego-Teufelskreis als normales menschliches Verhalten sanktioniert. Unser Ego hat auch gerne die Macht, uns die Freiheit zu nehmen zu tun, was immer uns gefällt, egal was dies für andere bedeutet oder mit sich bringt. Tatsächlich ist dieser 5. Ego-Teufelskreis, der genau in der Mitte der neun steht, der unserem Ego liebste von allen neun Ego-Teufelskreisen. Nichts liebt unser Ego mehr als Macht zu haben, zu tun was auch immer wir wollen und über andere bestimmen zu können.

Verarbeitung unserer Machtlosigkeitsgefühle

Choleriker - Befehle erteilen: Der Choleriker hält es für selbstverständlich, über andere bestimmen und ihnen Befehle und Anordnungen erteilen zu können. Er sieht sich selbst immer an der Spitze der Machtpyramide.

Sanguiniker – Opportunismus: Der Sanguiniker versucht, soweit Macht auszuüben, wie die Umstände dies zulassen, und gibt nur nach, wenn dies machtstrategisch ratsam erscheint. Die meisten Politiker dürften Sanguiniker sein.

Melancholiker - Nachgiebigkeit: Der Melancholiker neigt bei Machtkämpfen dazu nachzugeben, um die Konflikte zu beenden, sich die Solidarität der Menschen zu sichern, die ihn dominieren, und versucht dann, Ziele so zu erreichen, dass Konflikte dabei umgangen werden.

Phlegmatiker - Unterordnung: Der Phlegmatiker entwickelt eher eine prinzipielle Neigung zur Unterordnung und schaut nur, wessen Führung ihm am besten gefällt. - In einem politischen System, in dem alle Macht vom Volk wegdelegiert und zentralisiert ist, so dass nur die Reichsten über Lobbyarbeit überhaupt noch Einfluss nehmen können, sind praktisch alle Menschen in den Mitsprachezustand eines Phlegmatikers gedrängt. Die Mitsprache und Souveränität des Volkes ist außer auf dem Papier und in scheindemokratischen Wahlen nicht mehr vorhanden. Da das Bedürfnis eines Lebens in Möglichkeit bestehen bleibt, wandelt es sich in die Hoffnung auf einen Erlöser.

Bei allen vier Egostrategien fehlt das Bewusstsein der Möglichkeit, Ziele in Harmonie mit anderen erreichen zu können, und schon gar nicht leicht und spielerisch. Bei allen fehlt das Gefühl der Verbundenheit und Bereitschaft zu einer Kommunikation, bei der wir andere für die Möglichkeiten gewinnen, deren Manifestation wir anstreben. Alle Egostrategien werden von dem Gefühl bestimmt, dass unsere Ziele eigentlich nicht erreichbar und soziale Ziele, die uns inspirieren, auf unerreichbare Weise utopisch sind. Die Egostrategien selbst sorgen dann dafür, dass die Dinge, die uns eigentlich inspirieren und interessieren, nicht möglich sind, auch die Hoffnung auf einen Erlöser.

PATHOLOGISCHE AUSFORMUNG DER MACHTLOSIGKEITSGEFÜHLE

Choleriker - Diktatorensyndrom: Manche Menschen entwickeln die Pathologie des Machtwahns und benehmen sich, ob sie damit durchkommen oder nicht, wie Diktatoren und Befehlshaber.

Sanguiniker - Gewissenloser Opportunismus: Sanguiniker entwickeln eher die Pathologie eines gewissenlosen Opportunismus', bei dem das Verhalten ausschließlich auf die Gewinnung von Macht ausgerichtet wird. Die Pathologie besteht darin, dass der Opportunismus so stark wird, dass er das Gewissen mehr oder weniger ausschaltet.

Melancholiker - Rückgratlosigkeit: Dem Melancholiker entspricht eine Pathologie der Rückgratlosigkeit, durch die er keinerlei Konflikte durchstehen und sich nicht behaupten kann, während auch er auf einen Erlöser hofft.

Phlegmatiker - Selbstaufgabe: Der Phlegmatiker geht in der pathologischen Ausformung in die Selbstaufgabe, ordnet sich resigniert unter und gibt sich Fantasien hin, von einem Erlöser gerettet zu werden.

Ähnlich dem 2. Ego-Teufelskreis erzeugt das kollektive Streben nach Macht und Einfluss eine Pyramide, diesmal nicht eine Pyramide der Gier, sondern eine Pyramide der Macht. Und natürlich hängen Gier und Macht eng zusammen. Wer seine Gier gegen andere durchsetzen kann, hat die Macht dazu.

Seit die Aristokratie vom Geldadel geschluckt wurde und es in der ganzen Menschheit fast nur noch um Geld geht, sind die globale Gier- und Machtpyramide identisch. Die Machtpyramide erzeugt eine gesellschaftliche Struktur, bei der alle Macht im System liegt, (das automatisch denen an der Spitze dient) und nicht mehr bei den Menschen. Selbst die Mächtigen haben nicht die Macht, das System selbst zu ändern und müssen auf der Hut sein, ihre Macht gegenüber anderen Mächtigen zu verteidigen und auszubauen. Sie unterliegen noch mehr vom selben Stress wie alle anderen auch und auch noch mehr vom selben zugrunde liegenden Machtlosigkeitsgefühl, auch wenn und während sie selbst in einer Machtposition sind. Denn sie haben nicht die Macht, ihre eigenen grundlegenden Egoprobleme zu lösen, die bei ihnen noch mehr verstärkt werden als bei allen anderen. Sie sind so im Machterhaltungsstress gefangen, dass sie keinerlei

Bewusstsein von Möglichkeiten erleben. Während sie Macht über andere ausüben können, unterliegen sie doch selbst den Zwängen des Machtsystems, die ihnen ihr Verhalten vordiktieren, ohne jede Möglichkeit, Möglichkeiten zu erleben und zu erfinden. Dadurch fühlen sie sich unterhalb der von ihnen ausgeübten Macht machtlos. Sie wissen, wenn sie sich den Zwängen zur Machterhaltung nicht unterwerfen, werden sie von ihrer Machtposition beseitigt. So sind sie gleichzeitig mächtig und ein machtloser Sklave des Systems.

In der Welt des Egos steht Macht gegen Macht. Stärkere Egos haben mehr Macht als schwächere Egos. Egos, die mehr Macht wollen, müssen sich mit anderen Egos verbünden. So herrschen die stärkeren Egos immer über die schwächeren. Und somit kann jedes Ego stets von einem stärkeren Ego fremdbestimmt werden. Die Strategie des Egos zur Machtgewinnung führt also immer unausweichlich zur Fremdbestimmung, welche die Machtlosigkeitsgefühle weiter verstärkt.

So erzeugt auch das fünfte Egoproblem einen geschlossenen Ego-Teufelskreis. Das Machtlosigkeitsgefühl führt zum Streben nach Macht und Einfluss. Aber die Gewinnung von Macht über andere und selbst die Machtgier verstärken das grundlegende Machtlosigkeitsgefühl. Je mehr im kollektiven Bewusstsein versucht wird, Macht auszuüben, desto tiefer wird das Bewusstsein begraben und verschüttet, Möglichkeiten erfinden und Visionen manifestieren zu können, und wird von der bloßen Hoffnung auf einen Erlöser abgelöst.

Selbstheilungskraft für Machtlosigkeitsgefühle – Möglichkeiten

Für den Funktionsbereich Macht & Souveränität haben wir das Bedürfnis nach einem selbstbestimmten Leben in Möglichkeit, erleben durch unser Ego jedoch Machtlosigkeit und das Lebensgefühl, dass nichts von dem, was uns wirklich inspiriert und begeistert, möglich ist.

Lösungsdenken: Der Lösungsansatz für alle Situationen, in denen wir frustriert sind und uns machtlos fühlen, besteht darin, uns die Frage zu stellen: „Welche Möglichkeit inspiriert und begeistert mich?“ und „Als welche Möglichkeit, die mich inspiriert und begeistert, möchte ich mich erfinden?“

Möglichkeiten erfinden: Es geht in unserem Verhalten also darum, unsere Möglichkeiten wiederzuerwecken. Wir erfinden uns und erschaffen uns regelrecht als das mit Absicht handelnde Bewusstsein, dass die Verwirklichung und Manifestierung von Zielen, die uns inspirieren und begeistern, möglich ist. Der Wunsch nach Macht entsteht nur da, wo das Bewusstsein, dass Dinge möglich sind, aufgrund unseres Machtlosigkeitsgefühls endet. Wenn die Dinge, die uns am wichtigsten sind, möglich sind, haben wir kein Bedürfnis nach Macht über andere. Wann immer etwas für uns nicht möglich scheint und wir uns machtlos fühlen, brauchen wir es also, uns das Bewusstseins der Möglichkeit zu erschaffen, dass die Dinge möglich sind. *Freie Selbstentfaltung in einem Leben in Möglichkeit:* Wenn wir uns zur Gewohnheit machen, uns Möglichkeiten zu erfinden und die Persönlichkeit, die zu sein uns inspiriert, als Möglichkeit zu erschaffen, können wir nach und nach ein inspiriertes selbstbestimmtes Leben führen. Mit der Erfahrung, manifestieren zu können, was uns inspiriert, endet jeder Wunsch nach Machtausübung über andere.

Wir lösen das Machtlosigkeitsgefühl also dadurch auf, dass wir uns erlauben, dem zu folgen, was uns inspiriert und begeistert. Wir erreichen unsere Ziele, indem wir die Möglichkeiten zu ihrer Verwirklichung erfinden. Als Kinder des Höchsten Bewusstseins haben wir diese Fähigkeit. Möglichkeiten fließen frei, sobald wir realisiert haben, dass der Hauptfeind unserer Möglichkeiten in unserem Glauben besteht, dass die Dinge nicht möglich sind. Utopien sind nur unerreichbar, weil wir kollektiv fest glauben, dass ihre Verwirklichung nicht möglich ist. Denn realistisch betrachtet: Wenn wir kollektiv Dinge verwirklichen wollen, die uns inspirieren, wer sollte die Macht haben, uns zu stoppen? Und wer kann uns jetzt daran hindern, andere zu dem zu inspirieren, was jetzt möglich ist? Wenn das kollektive Bewusstsein schläft, wecken wir es halt nach und nach auf.

Ego ist Trennung. Einheit wird dadurch geschaffen, dass wir uns mit anderen verbinden, also durch Kommunikation. Möglichkeiten können also manifestiert werden, indem wir andere Menschen dafür gewinnen. Wir können andere Menschen durch Kommunikation über die Möglichkeit für die Möglichkeit gewinnen.

Der Weg ist einfach zu erfassen und bisher noch eher schwer umzusetzen. Aufgrund der Egokräfte im kollektiven Bewusstsein lebt die Menschheit seit Jahrtausenden mit der niederziehenden Neigung zu glauben, dass die Dinge, die wir für gerecht und wünschenswert halten, nicht möglich sind. Wir können uns eine gerechte Welt vorstellen. Wir wissen, welche gesellschaftlichen Zustände wünschenswert wären. Aber der auch durch unsere Geschichte bedingte kollektive Glaube, dass eine Manifestation dieser gerechten und wünschenswerten Zustände, die uns inspirieren, nicht möglich ist, macht solche Utopien tatsächlich unmöglich.

Jeder Einzelne, der in diesem Bereich zu seinen Möglichkeiten, die ihn inspirieren, erwacht, leistet einen wertvollen Beitrag, das kollektive Bewusstsein allmählich in Richtung Möglichkeit umzustimmen. Wenn dieser Riese – unser kollektives Bewusstsein – erst einmal erwacht, wenn wir erst einmal kollektiv im Bewusstsein unserer Möglichkeiten leben, gibt es nicht nur keine Macht auf der Erde, sondern keine Macht im ganzen Universum, die uns daran hindern kann, all die Utopien, die uns inspirieren, Wirklichkeit werden zu lassen und nachhaltig zu manifestieren. Wenn es darum geht, uns als Menschheit den Himmel auf Erden, ein Goldenes Zeitalter zu erschaffen, ist unsere feste Absicht, uns immer wieder das Bewusstsein zu schaffen, dass die Dinge möglich sind, der Schlüssel zum Erfolg. Und auch hier ist natürlich jeder Einzelne wichtig. Resignation ist unser größter Feind, Möglichkeit der wichtigste Verbündete für unsere Befreiung.

Die 5. Selbstheilungskraft ist damit generell ein sehr mächtiges Mittel, um Ego aufzulösen. Andererseits kämpft gerade unsere 5. Selbstheilungskraft mit dem Problem, dass wir mit jedem einzelnen Egoproblem, das wir nicht richtig unterscheiden und auflösen und stattdessen gemäß dem entsprechenden Ego-Teufelskreis verarbeiten, an Selbstbestimmtheit und an Möglichkeiten verlieren. Die Ego-Teufelskreise verstärken ja nur unsere grundlegenden Egoprobleme. Wenn wir also Dinge in unserem Leben möglich machen wollen, gilt es, an der Auflösung aller neun Ego-Teufelskreise zu arbeiten. Während wir unsere Selbstbestimmtheit durch unser Ego selbst zerstören, unterliegen wir leicht der Täuschung, Selbstbestimmtheit bestünde darin, unser Ego durchzusetzen. Wenn wir unser Ego durchsetzen, verlieren nicht nur wir selbst an Selbstbestimmtheit, sondern auch all die Menschen, gegen die wir unser Ego durchsetzen. Daher wirkt das kollektive Bewusstsein bei keinem Funktionsbereich der Neunheit so stark auf uns zurück wie beim Funktionsbereich „Macht & Souveränität".

Wenn das kollektive Bewusstsein egobestimmt ist, beeinflusst uns dies so stark, dass wir uns immer wieder auch als die Möglichkeit von Kraft und Standhaftigkeit erfinden müssen, um uns ein Leben in Möglichkeiten zu bewahren. Dass wir heute fast unmerklich von Menschen fremdbestimmt werden, die an den Schalthebeln des Geldes sitzen, ist eine Frucht des kollektiven Egos. Unser kollektives Ego macht uns fremdbestimmt. Die Herren, die das Geld kontrollieren und uns über das Geld fremdbestimmen, spiegeln diese von uns selbst geschaffene Fremdbestimmtheit nur wider. In diesem Sinne gibt es keine bösen Jungs und Mädels da draußen. Sie zeigen uns nur, dass wir keinen Gebrauch von unserer Fähigkeit machen, uns Möglichkeiten zu erschaffen. Wir sind allein verantwortlich für die Fremdbestimmtheit, die wir erleben. Hier sieht man die Dominanz des Innens über das Außen: Um uns von der Fremdbestimmung im Außen zu befreien, um uns das Bewusstsein eines Lebens in Möglichkeiten bewahren und immer wieder neu erfinden zu können, gilt es, unser Ego in allen neun Bereichen zu transformieren.

Wenn ständig Menschen und Gruppierungen versuchen, Macht über andere auszuüben, ist es extrem schwierig, dem vom System angefeuerten Denken gegenzusteuern, nach mehr Einfluss zu streben, um uns Geltung zu verschaffen. Wie können wir lernen, uns Möglichkeiten zu erfinden, wenn wirtschaftliche und gesellschaftliche Zwänge so viel von unserer Zeit in Beschlag nehmen und uns so stark in bestimmte Richtungen drängen? Dennoch ist unsere Selbsterfindung als ein Leben in Möglichkeiten der Weg, dem Ego-Teufelskreis der Machtlosigkeit entgegenzusteuern.

Das Leitprinzip für die Selbstheilungskraft der Selbsterfindung als Möglichkeiten ist unser Gewissen. Unser Ego will bestimmen und will seine absolute Freiheit. Unser Ego zerstört dabei unsere Selbstbestimmung und unsere Möglichkeiten. Ein waches Gewissen wird dafür sorgen, dass wir die Rechte und Bedürfnisse anderer respektieren, so dass wir nicht versuchen, sie zu dominieren oder über sie zu bestimmen. Es wird uns veranlassen, auf unnötige und schädliche Wünsche und Ideen zu verzichten. Es wird uns drängen, uns unsere Möglichkeiten im Einklang mit dem Wohl aller Menschen zu erfinden. Es wird uns nicht gestatten, uns der Resignation hinzugeben, weil unser Gewissen uns ermahnt, dass nicht nur wir selbst, sondern auch unsere Mitmenschen es brauchen, dass wir in Möglichkeit leben. Es wird uns nicht nur veranlassen, Möglichkeiten für uns selbst und zu unserem Nutzen zu erfinden, sondern uns unsere Inspiration aus unserem wahren Sein schöpfen lassen, zu dienen und selbstlos zu leben und zu lieben, so dass wir uns daran erfreuen, dass andere genauso frei, selbstbestimmt und glücklich sind wie wir. Wir brauchen ein waches Gewissen sehr, um unser Ego und seine Vorstellungen aus dem herauszuhalten, was Möglichkeit und Selbstbestimmung bedeutet.

Hintere Hälfte der Grosshirnrinde und fünftes Lebensjahr

Hier wieder der Rückgriff auf Kapitel 1. Der Bereich unserer Macht und Souveränität basiert etwa auf der hinteren Hälfte unserer Großhirnrinde, unserem Säugetiergehirn, das seine Aktivität für unser Sein in unserem fünften Lebensjahr aufnimmt. Nach der Aktivierung von Fischhirn,

Amphibienhirn, Reptilienhirn und Vogelhirn in den ersten vier Lebensjahren verfügt das Kind nun über die erforderlichen Grundlagen, um auch die Möglichkeiten unseres Säugetierhirns in Besitz zu nehmen, in besonderer Weise kreativ zu werden, seine Möglichkeiten zu entfalten, Strategien zu entwickeln, zu basteln, zu zeichnen und zu malen. Es erwacht die technische, strategische und kreative Intelligenz und das Bewusstsein von Möglichkeit.

Gleichzeitig mit der Aktivierung der hinteren Hälfte unserer Großhirnrinde für unser Sein erwacht auch hier unser Ego und setzt den Ego-Teufelskreis der Machtlosigkeitsgefühle in Gang. Im fünften Lebensjahr beginnen Kinder also damit, über andere bestimmen zu wollen, anderen Befehle zu erteilen, oder sie entwickeln bereits eine gewisse Resignation, wenn sie erfahren, dass die Dinge, die sie eigentlich am liebsten tun würden, für sie nicht möglich scheinen.

Die Traumatisierung eines Kindes im fünften Lebensjahr kann den Teufelskreis der Machtlosigkeitsgefühle verstärkt ausprägen und ein resigniertes oder machtbesessenes Kind hervorbringen. Dabei ist auch Machtstreben eigentlich eine Form der Resignation.

In diesem Lebensjahr kann es für das Kind tatsächlich von großem Vorteil sein, einen Kindergarten zu besuchen, wenn es dort inspiriert wird, Dinge in der Gruppe zu erreichen und inspirierende Möglichkeiten mit der Gruppe zu erfinden und umzusetzen. In diesem Jahr ist das Erlernen der Fähigkeiten eines guten Teamplayers also von hohem Wert für das Bewusstsein des Kindes von Möglichkeit, sofern das Kind die Möglichkeit hat, die Ideen, die es inspirieren, in die Gruppe einzubringen.

Entmachtung der Nationalstaaten

Wir leben mit einem Geldsystem, das das Vermögen in immer weniger Händen konzentriert. Von dem Geld dieser wenigen sind alle abhängig. Je mehr das Geld dort konzentriert wird, desto mehr wird der Rest der Menschheit davon abgehalten, Strukturen, Systeme und Möglichkeiten für eine neutrale und gerechte Verteilung des von der Arbeit generierten Vermögens zu schaffen. Unser Geldsystem arbeitet also den Möglichkeiten von Gerechtigkeit und Brüderlichkeit automatisch und zunehmend entgegen. So können wenige Menschen Politik und Wirtschaft kontrollieren. Diese Machtkonzentration ist davon abhängig, dass auch das Geldsystem mit seiner automatischen Umverteilung von unten nach oben so bleibt wie es ist. Damit die Völker nicht ihre Souveränität entdecken und die Regeln des Geldsystems ändern können, gehen die reichsten Menschen dieses Planeten hin, und versuchen die Nationen zu entmachten. Auf die zentralen Machtstellen haben nur sie selbst über ihre Lobbyisten dann noch Einfluss. Um den Widerstand der Nationen gegen ihre völlige Entmachtung zu brechen, bewegen sie die Regierungen in Europa dazu, immer noch mehr Zuwanderer ins Land zu lassen. Wenn die Nationen ihre jeweilige nationale Identität verlieren, können sie auch nicht mehr nach Souveränität streben und das Monopoly-Spiel der Reichsten erreicht sein Ziel. Wenn die Völker Europas aus den damit verbundenen Machtlosigkeitsgefühlen erwachen wollen, ist es wichtig, in dem Bewusstsein von Möglichkeit zu bleiben, dass wir die nötigen Lösungen manifestieren können, die die Zuwanderung beenden und soweit menschlich vertretbar, rückgängig machen.

Rapunzel

Von den deutschen Volksmärchen beschäftigen sich unter anderem das Dornröschen und Rapunzel mit dem Funktionsbereich von Macht und Möglichkeit. In beiden Märchen symbolisiert die lange Kinderlosigkeit der Eltern das Gefühl der Machtlosigkeit. Die Zauberin Gothel bei Rapunzel symbolisiert das Zwangsego, Lösungen für unsere Machtlosigkeit erzwingen zu wollen. Das lange goldene Haar der Rapunzel symbolisiert, durch spirituelle Übungen allmählich ein Bewusstsein von Möglichkeit zu erschaffen. Die Hilfe durch den Königssohn symbolisiert das Entwickeln von Integrität. Wenn das Zwangsego jedoch zu stark ist, kann es Möglichkeit und Integrität zerstören. Rapunzels Leben in der Wüstenei symbolisiert das Hoffen auf einen Erlöser. Das Märchen zeigt, wie wir uns durch einen Fokus auf Integrität und ein Bewusstsein von Möglichkeit auch vom Hoffen auf einen Erlöser befreien können.

Funktionsbereich Recht

Wir schauen uns den Funktionsbereich des Rechts wie gehabt gemäß den vier Temperamenten an, in der Reihenfolge Choleriker, Sanguiniker, Melancholiker und zuletzt Phlegmatiker.

Egoproblem im Bereich Recht – Zwangsgefühle

Recht: Der sechste der neun Funktionsbereiche unseres Seins betrifft den Bereich der rechten Ordnung in der Familie und in der Gesellschaft. Jede Familie, jede Gesellschaft muss, um gut und gerecht funktionieren zu können, Gesetze und Regeln erlassen, an die sich alle halten. Keine Gemeinschaft kann funktionieren, wenn sich Menschen nicht an die Abmachungen halten, die sie getroffen haben. Es gibt wenig oder kein Vertrauen in einer Gemeinschaft, wenn man nicht sicher sein kann, sich auf das Wort verlassen zu können, das ein anderer einem gegeben hat. Die Aufgabe des Funktionsbereichs Recht besteht darin, dafür zu sorgen, dass wir in dem Gefühl leben, dass das familiäre und gesellschaftliche Leben um uns herum von Gerechtigkeit und Harmonie geprägt ist, weil sich alle an gerechte Gesetze halten, so dass wir in Einklang und Eintracht miteinander leben können.

Zwangsgefühle: Durch die Trennung unseres Bewusstseins von unserer Schöpferin verlieren wir auch die Verbindung mit der von der Schöpferin geschaffenen natürlichen, gerechten Ordnung. Durch das Missachten von Gesetzen und Nichteinhalten von Vereinbarungen, die wir getroffen haben, setzen wir uns selbst den Zwängen aus, die die Missachtung und Nichteinhaltung mit sich bringen. Wir müssen die Konsequenzen tragen, wenn wir nach Maßgabe und Gutdünken unseres Egos handeln, und erleben diese Konsequenzen als Zwang, da unser Ego diese Konsequenzen nicht verstehen und nicht akzeptieren will. Zum Beispiel, versuchen andere uns zu zwingen, wenn wir versuchen, andere zu zwingen. Diese einfache Dynamik sieht man z.B. bei Demonstrationen gegen Regierungen und Regierungsmaßnahmen. Demonstranten versuchen letztlich, die Regierung zu zwingen, das Volk nicht mehr zu zwingen und geben der Regierung dadurch die Berechtigung für den ausgeübten Zwang. Unser Ego löst im Funktionsbereich der rechten Ordnung unseres Seins also Zwangsgefühle aus. Durch unsere Zwangsgefühle verlieren wir das Gefühl von Gerechtigkeit, Eintracht und Harmonie in der Gemeinschaft.

Projektion der Zwangsgefühle – Zwang und Unverbindlichkeit

Unser Ego mag es einerseits, die Einhaltung von Gesetzen, Regeln und Vereinbarungen zur Not erzwingen zu können, also bei Bedarf Zwang ausüben zu dürfen, und liebt andererseits seine Freiheit und hasst es, selbst zu etwas gezwungen zu werden. Ego will also gerne selber andere zwingen (wenn die Einhaltung von Vereinbarungen zu unserem Vorteil ist) und dem Zwang durch andere ausweichen (wenn die Einhaltung von Vereinbarungen zu unserem Nachteil ist). Da es viel mehr auf seinen Vorteil bedacht ist als darauf, dass sich andere auf uns verlassen und uns vertrauen können, löst es einen Zwang, dem es ausgesetzt ist, gerne durch eine

Unverbindlichkeit der Abmachungen und Zusagen. Und es löst eine Unverbindlichkeit, mit der es konfrontiert wird, gerne durch die Möglichkeit, die Einhaltung von Vereinbarungen, Gesetzen und Regeln zu erzwingen.

Verarbeitung von Zwangsgefühlen und Unverbindlichkeit

Choleriker - Zwangsausübung: Der Choleriker liebt es, seine Vorstellung von Recht und Ordnung mit Zwang durchsetzen und Regeln und Vereinbarungen, die er nicht einhalten will, einfach abschmettern zu können. Der Choleriker entwickelt leicht die Einstellung, anhand des herrschenden Gesetzes nicht nach Redlichkeit zu streben, sondern das Gesetz zu benutzen, um anderen so weit möglich die eigene Sicht der Dinge aufzuzwingen.
Sanguiniker - Manipulation/Verdrehung: Der Sanguiniker interpretiert den Wunsch, zwingen zu können, eher durch ausgeklügelte Manipulation. Er liebt es, die Wahrheit zu verdrehen, das Recht zu verdrehen (Rechtsanwälte werden im deutschen Volksmund auch Rechtsverdreher genannt - Juristen können ihre sanguinischen Tendenzen ausleben), und vergangene Verträge und Absprachen so weit wie möglich so auszulegen, wie es dem eigenen Vorteil dient. Er geht gerne in einen Rechtsstreit.
Melancholiker - Bittstellung/Unverbindlichkeit: Es liegt nicht in der Natur des Melancholikers, selber andere zu zwingen. Eher bittet er um die Einhaltung von Vereinbarungen. Er würde sich aber Hilfe bei der Durchsetzung seiner Rechte holen. Damit ihm nicht die Gefahr droht, aufgrund von Vereinbarungen einem Zwang ausgesetzt zu werden, liebt er es, so unverbindlich wie möglich bleiben zu können.
Phlegmatiker - Ausweichverhalten: Der Phlegmatiker, der mit Unverbindlichkeit einerseits oder Zwängen andererseits konfrontiert wird, versucht, den entstehenden Problemen auszuweichen. Er bleibt auch eher appellativ beim Versuch, seine Rechte durchzusetzen, und unverbindlich gegenüber Versuchen, ihn zur Einhaltung von Vereinbarungen zu zwingen. Es ist etwas resignierter gegenüber der Unredlichkeit seiner Mitmenschen und weniger geneigt, sich Rechtshilfe zu holen.

Pathologische Ausformung der Zwangsgefühle

Choleriker und Sanguiniker - Lügen & Betrügen: In der pathologischen Ausformung gehen diese beiden Temperamente über zu rigoroser Zwangsausübung und notorischem Lügen und Betrügen, um ihren Vorteil so weit wie möglich erzwingen und selber Zwängen und Nachteilen entgehen zu können. Bedenkt man, dass die europäischen Völker den amerikanischen

Kontinent außer mit Gewalt vor allem mit Lug & Trug erobert haben, wobei immer wieder Verträge mit den Ureinwohnern abgeschlossen und gebrochen wurden, sieht man, wie stark die Pathologie des 6. Ego-Teufelskreises in der westlichen Kultur traditionell verbreitet ist. In Verbindung mit der Geld- und Machtpyramide sieht man, wie eng der 2., 5. und 6. Ego-Teufelskreis miteinander verbunden sind, denn oft ist es so, dass in dem Maße gelogen und betrogen wird, wie jemand über das Geld und die Macht verfügt, dies ungestraft und von hunderten von Rechtsanwälten unterstützt zu tun, die sich dafür bezahlen lassen, das Recht zurechtzubiegen.

Das Lügen selbst ist eine Form der versuchten Zwangsausübung, weil wir durch Lügen einen Menschen zwingen wollen, eine Unwahrheit von uns anzunehmen. Wenn die Massenmedien uns konzertiert und unisono belügen, ist dies eine kollektive Zwangsausübung, weil sie damit versuchen, uns ihre verdrehte Sicht der Dinge als wahr aufzuzwingen.

Eine Schlange, die ein Kaninchen hypnotisiert, belügt das Kaninchen. Denn was auch immer sie dem Kaninchen suggerieren mag, das Kaninchen handelt nicht auf der Grundlage der Wahrheit, dass sein Leben in akuter Gefahr ist.

Melancholiker und Phlegmatiker - Unredlichkeit: Auch diese Temperamente gehen in der pathologischen Ausformung in die Unredlichkeit, deren oberste Richtlinie der eigene Vorteil ist. Sie nehmen Gesetze, Regeln, Versprechungen und Vereinbarungen nur noch in dem Maße ernst, in dem sie zu ihrer Einhaltung gezwungen werden.

Die kollektive Verbreitung der Unredlichkeit führt zu einer großen Verunsicherung in der Gesellschaft in Bezug auf die Zuverlässigkeit anderer. So wird in der Konsequenz versucht, über strenge Gesetze und harte Strafen für Gesetzesbrecher für Redlichkeit zu sorgen. Diese strengen Gesetze und harten Strafen verstärken das grundlegende Zwangsgefühl, auf dem dieser Ego-Teufelskreis gründet.

Durch unser Ego hat das Gesetz nicht mehr die Funktion, dem Einzelnen zur Orientierung für ein redliches Leben zu dienen, sondern es wird zur Waffe gemacht, anderen die eigenen Ansichten, Absichten und Interessen aufzuzwingen.

Auch das 6. Egoproblem erzeugt also seinen eigenen Ego-Teufelskreis. Während unser Ego versucht, uns durch Unverbindlichkeit, Manipulation, Verdrehung und Unredlichkeit Vorteile und Freiheiten zu verschaffen, andere zu zwingen und uns selbst allen Zwängen zu entziehen und uns dadurch Gerechtigkeit zu verschaffen, führt gerade die gesellschaftliche

Unredlichkeit zu immer härteren und zwanghafteren Gesetzen, die nicht gerecht sind und uns unsere Freiheit rauben. Die Verhaltensweisen, mit denen sich unser Ego also Zwängen entziehen und für Gerechtigkeit sorgen will, verstärken die Zwänge und zerstören die Gerechtigkeit. Auch hier verspricht unser Ego das Gegenteil von dem, was es nachher herbeiführt. Der 6. Ego-Teufelskreis ist vor allem für Jugendliche eine riesige Versuchung, und eine unwiderstehliche Versuchung, wenn es ihnen über die Massenmedien – wie es im Westen der Fall ist – als große Freiheit und als „cool" verkauft wird. Wie viele Millionen von Eltern und Lehrern im Westen können davon ein trauriges Lied singen.

Selbstheilungskraft für unsere Zwangsgefühle – Integrität

Für den Funktionsbereich der rechten Ordnung haben wir das Bedürfnis nach Gerechtigkeit und Freiheit, erleben durch unser Ego jedoch Zwang und Zwangsgefühle.

Lösungsdenken: Der Lösungsansatz zum Auflösen der Zwangsgefühle besteht in den Fragen: Welches Verhalten wünsche ich mir von anderen und kann ich also als Vorleistung erbringen? Wie kann ich die Regeln und Gesetze schützen, die die Rechte und Freiheiten des Einzelnen ermöglichen? Wie kann ich in rechtschaffener Weise Regeln und Gesetze ändern, die ungerecht sind und ungerechte Privilegien und Nachteile zementieren? Wie kann ich so reden und handeln, dass niemand durch meine Worte oder Taten benachteiligt oder verletzt wird? Wie kann ich meine Integrität wiedergewinnen, wenn ich Unrechtes getan habe? Welche Pflichten gegenüber der Gesellschaft, gegenüber dem Leben, gegenüber Gott habe ich zu erfüllen?

Rechtschaffen und integer handeln: Das Lösungsverhalten besteht dann darin, nach bestem Wissen und Gewissen und mit größter Achtsamkeit und Wachsamkeit ein rechtschaffenes, integres und pflichtbewusstes Leben zu führen und in unserem Alltag durch unser Verhalten einen Rechtsraum zu schaffen, auch wenn unser Staat ein solchen nicht schafft.

Einklang und Frieden mit anderen/mit dem Leben: Wenn wir dieses Lösungsdenken und Lösungsverhalten in die Tat umsetzen, werden wir die Erfahrung machen, uns im Reinen mit uns Selbst und unserem Gewissen und im Einklang und Frieden mit anderen und mit dem Leben zu fühlen. In diesem Zustand können wir glaubwürdig für eine gerechtere Welt eintreten.

Das Leitprinzip für die Selbstheilungskraft der Redlichkeit ist das Gewissen. Ein waches Gewissen weiß im Sinne unseres Seins und unserer

Einheit mit allen Menschen und allem Leben, welche Handlungen in Ordnung sind und welche nicht.

Wenn das Gewissen im kollektiven Bewusstsein in den Hintergrund tritt, übernehmen die kulturellen Wertvorstellungen der Gemeinschaft die Funktion als Leitprinzip der Rechtschaffenheit. Diese überlieferten kulturellen Gesetze und Regeln (wie sie zum Beispiel auch in den Religionen enthalten sind) stammen aus einer Zeit ab, in der das Gewissen die oberste Leitfunktion in der Gesellschaft hatte, sind letztlich also eine sehr gute Orientierung, aber dennoch nicht das Gewissen selbst. Die Gebote einer Kultur können je nach Kultur auch eine stärkere Abweichung von den Geboten des Gewissens aufweisen. Zum Beispiel würde das Gewissen immer verlangen, alle Menschen ungeachtet ihrer Volkszugehörigkeit oder Geschlechtszugehörigkeit gleichermaßen zu achten und zu respektieren. In manchen Kulturen war es jedoch bis vor kurzem so, dass dunkelhäutige Menschen weniger Rechte hatten und weniger Achtung genossen. Hier ist es aufgrund der Aktivität des Gewissens zum Glück soweit gekommen, dass diese kulturelle Einstellung dabei ist, Vergangenheit zu werden. Auch die Gleichstellung der Frau war und ist letztlich eine Frage des Gewissens, das eine Ungleichstellung überhaupt nicht tolerieren kann. Dennoch gab es und gibt es noch Kulturen, bei denen Frauen seit Jahrtausenden schlechter gestellt sind. Alleine diese Schlechterstellung der Frauen weist auf eine reduzierte Aktivität des Gewissens im kollektiven Bewusstsein der Menschheit hin.

Unterschied zwischen Wertvorstellungen und Gewissen

Wir denken gewöhnlich, die Gebote unserer kulturellen Werte seien die Stimme unseres Gewissens, während wir die eigentliche Stimme unseres Gewissens kollektiv tatsächlich nur sehr schwach hören. Erst in unserer Zeit wird unser Gewissen kollektiv wieder wacher und wird schließlich wieder die oberste Leitfunktion für ein integres Leben übernehmen. Die Stimme unseres Gewissens ist nicht die Stimme unserer internalisierten Wertvorstellungen. Es ist die Stimme unseres Gerechtigkeitsgefühls, die uns an unsere Einheit mit allen Wesen erinnert. Ihre Stärke hängt von unserer Entschlossenheit ab, ein integres Leben zu führen, und vom Erwachen unseres spirituellen Herzens. Wenn wir auf das Gewissen hören, wird es wacher, wenn wir es gewohnheitsmäßig ignorieren, wird es schwächer. Von allen Aspekten unseres mentalen Geists ist unser Gewissen das Nächste zu unserem spirituellen Geist, was wir haben.

Jede Kultur, die im menschlichen Sinne als kultiviert gelten will, lebt vom Respekt, den der Einzelne vor der Würde und den Menschenrechten der anderen hat. Der Fortbestand unserer Wertvorstellungen hängt vor allem davon ab, dass die nachwachsende Generation Respekt vor den älteren Generationen entwickelt, die die Werte der Kultur vorleben, dem Respekt der Kinder vor ihren Eltern, der Schüler vor ihren Lehrern. Dabei liegt es natürlich in großem Maße an der Einstellung der Erwachsenen, ob die nachfolgende Generation diesen Respekt entwickelt. Respekt ist also ein sehr wichtiger Wert für die Orientierung zu einem rechtschaffenen, integren Leben.

Unsere Wertvorstellungen leben von einem weiteren Aspekt, der etwas subtiler und unabhängiger von unseren Wertvorstellungen ist, und das ist unser Pflichtbewusstsein. Denn unser Pflichtbewusstsein kann für sich allein genommen auch die Neigung entwickeln, unseren Blickhorizont zu erweitern, unsere Unterscheidungskraft einzusetzen und auf unser Gewissen zu hören, auch wenn wir durch unser Gewissen und unsere Unterscheidungskraft in Konflikt mit unseren kulturell übernommenen Wertvorstellungen geraten.

Wenn unser Rechtssystem seine zentrale Aufgabe darin begreift, eine ungerechte und immer weiter zunehmende Arm-Reich-Spaltung abzusichern, indem es die damit einhergehenden Gesetze durchsetzt, macht es sich selbst zum Wächter und Beschützer derer, die von dieser Ungerechtigkeit am meisten profitieren. Wenn gewählte Volksvertreter sich dafür bezahlen lassen, eine solche zunehmende Ungerechtigkeit durch ihre Gesetzgebung abzusichern, an wen sollen sich dann die Menschen wenden, die Gerechtigkeit anstreben? Ist es nicht schwierig, die eigene Rechtschaffenheit zu wahren, wenn wir als Benachteiligte solche Ungerechtigkeiten sehen? Dennoch ist unser persönliches Streben nach Redlichkeit eine unverzichtbare Bedingung für das Streben nach mehr Gerechtigkeit. Kollektive Unredlichkeit ruft harsche Gesetze hervor, die uns zur Ordnung zwingen = mehr Zwang. Aufrichtige Redlichkeit ist also unerlässlich, um dem Ego-Teufelskreis des Zwangs entgegensteuern und ein gerechtes System einführen zu können. Wir können im Außen nur manifestieren, was in unserem Sein vorherrscht.

Die Gerechtigkeit in einer Gesellschaft hängt damit in erster Linie davon ab, dass wir Menschen ein rechtschaffenes Leben führen. Jeder Einzelne, der rechtschaffen lebt, trägt damit zu einer gerechten Gesellschaft bei. Jeder Einzelne, der seine Integrität nicht wahrt, erhöht damit das Potential für Zwang und Bestrafung in der Gesellschaft. Der Weg zu einer freien, gerechten Gesellschaft geht also nur darüber, dass wir als Gesellschaft lernen, kollektiv danach zu streben, im Sinne unseres echten Gewissens das Richtige zu tun und ein rechtschaffenes Leben zu führen. Jeder Einzelne dient automatisch auch als Vorbild für seine Mitmenschen, und ist daher sehr wichtig zum Erreichen dieses Ziels.

Vordere Hälfte der Grosshirnrinde und sechstes Lebensjahr

Erneut der Rückgriff auf Kapitel 1. Der Bereich Recht basiert etwa auf der vorderen Hälfte unserer Großhirnrinde, dem Frontallappen, unserem Menschenhirn, das uns auch von den höheren Säugetieren unterscheidet und das seine Aktivität für unser Sein in unserem sechsten Lebensjahr aufnimmt. Nach der Aktivierung von Fischhirn, Amphibienhirn, Reptilienhirn, Vogelhirn Säugetierhirn in den ersten fünf Lebensjahren verfügt das Kind über alle Stufen der tierischen Evolution, um nun auch das Menschenhirn zu aktivieren und das gesamte für den Menschen vorgesehene Sein zu entfalten. Es erwachen die Fragen des Menschseins: Was ist im Leben richtig und was falsch? Was dürfen wir tun und was nicht und warum ist das so? Was bedeuten Regeln und Vereinbarungen und ein gegebenes Wort?

Gleichzeitig mit der Aktivierung der vorderen Hälfte unserer Großhirnrinde für unser Sein erwacht unser zugehöriges Ego und setzt den Ego-Teufelskreis der Zwangsgefühle in Gang. Im sechsten Lebensjahr beginnen Kinder also damit, anderen ihre Vorstellungen von richtig und falsch aufzudrängen oder sogar aufzuzwingen oder entwickeln unter Umständen bereits eine Neigung zu lügen oder zu betrügen, um sich den geltenden Regeln, Gesetzen und Vereinbarungen zu entziehen oder ein gegebenes Wort nicht halten zu müssen. Auch mit diesem Ego haben Menschen meist ein Leben lang zu kämpfen. Auch ein religiöser oder ideologischer Eifer, mit dem wir anderen unsere Überzeugungen aufdrängen wollen, gehört in diesen Bereich.

In diesem Lebensjahr lernt ein Kind letztlich jene menschlichen und ethischen Fähigkeiten, die wir brauchen, um uns ganz allgemein in eine menschliche Gesellschaft integrieren und ein Teil davon sein zu können. In diesem Jahr werden wir in gewissem Sinne zu einem ganzen Menschen.

So durchlaufen wir in den nur sechs Jahren unserer frühen Kindheit die kompletten sechs Stufen der Evolution hin zum Menschen, während wir Schritt für Schritt unser biologisches, tierisches Erbe integrieren.

Es gibt Homöopathen, die die spezifischen Störungen und Probleme eines Menschen auf spezielle Traumatisierungen in einem dieser sechs Jahre - oder schon in der Schwangerschaft - zurückführen und auf dieser Grundlage eine erfolgreiche Therapie durchführen können. Nach dem Buch über unser Bewusstsein folgt möglicherweise noch ein Buch über die klassische Homöopathie, in dem wir unter anderem diese Art der Findung des heilenden homöopathischen Mittels besprechen würden.

Herbeiführen von Gerechtigkeit

Der Teufelskreis der Zwangsgefühle ist in Gesellschaften, die aus den Fugen geraten zu sein scheinen, allgegenwärtig. Überall sind Menschen, die versuchen Ordnung zu erzwingen, und überall sind Menschen, die sich durch Unredlichkeit den Zwängen entziehen oder sich die Durchsetzung ihrer Sicht der Dinge selbst erzwingen wollen. Wenn dann relativ wenige Menschen über ihre Kontrolle des Geldsystems versuchen, die Regierungen zu kontrollieren, ihre Bürger zu überwachen und streng und bevormundend gegen sie vorzugehen, so können sie dies nur erfolgreich tun, wenn und weil in der Gesellschaft der Teufelskreis der Zwangsgefühle überhandnimmt und insgesamt die Redlichkeit verfällt. Je mehr die Kriminalität grassiert und Menschen gegen die Gesetze der Menschlichkeit verstoßen, desto schärfer „dürfen" Regierungen mit starker Hand gegen ihre Bürger vorgehen. Wenn wir uns als Gesellschaft befreien wollen, ist ein Erwachen zu allgemeiner Redlichkeit und Integrität die wichtigste Voraussetzung. Nur dann werden die Zwänge, auch die Zwänge, die die Reichsten und Mächtigsten über den Staat gegen ihre Mitmenschen richten dürfen, weil unsere kollektive Unredlichkeit sie dazu einlädt, enden. Jeder Einzelne trägt durch eine redliche Lebensführung dazu bei, dass wir als Gesellschaft am Ende Gerechtigkeit in Freiheit herbeiführen können.

Der Froschkönig

Der Froschkönig thematisiert die Problematik dieses 6. Funktionsbereichs unseres Seins. Der Frosch ist ein verwunschener Königssohn und symbolisiert Erpressung und die Ausnutzung einer Notlage. Die Notlage der Königstochter symbolisiert den Verlust von Integrität durch Mangel an Achtsamkeit. Sie muss lernen, welches Versprechen sie halten muss und welches sie nicht halten darf. Dadurch wandelt sich der Frosch. Mit unlauteren Mitteln erwirkte Versprechen, Vereinbarungen, Verträge etc., deren Einhaltung unser wahres Wesen als Mensch überlagern und damit verändern würde, dürfen wir nicht einhalten, um unsere verlorene

Integrität wiederherzustellen. Der eiserne Heinrich, dem zum Schluss die Eisenpanzer aufspringen, symbolisiert die Erleichterung über das Lernen dieser komplizierten Lektion zur Wiederherstellung von Integrität.

Ausreifen des mentalen Geistes in der 2. Hälfte der Frühkindheit

Im Laufe des 4.-6. Lebensjahres erwacht in den genannten drei Stufen unser mentaler Geist und mit ihm die zugehörigen Ego-Teufelskreise. Wir müssen uns also schon früh in unserem Leben mit der Gesamtheit der Ego-Teufelskreise auseinandersetzen, die von unserem Ego in Gang gehalten werden. Schon Dreijährige kennen es, sich wichtig zu machen und über andere zu stellen (4. TK), schon Vierjährige kennen es, über andere bestimmen zu wollen oder zu resignieren, wenn sie ihre Möglichkeiten nicht entfalten können (5. TK) und schon Fünfjährige kennen es, andere zu etwas zwingen zu wollen oder sich durch Lügen vor ihren Pflichten zu drücken oder einem gegebenen Wort auszuweichen (6. TK).

Von den wie Schalen angeordneten neun Funktionsbereichen des menschlichen Seins handelt es sich bei den drei Funktionsbereichen unseres mentalen Geists um die drei mittleren dieser neun Schalen: Unser Selbstwertgefühl ist die viertäußerste, unser Macht- und Selbstbestimmungsgefühl die mittlere und unser Gefühl der rechten Ordnung die viertinnerste der neun Schalen. Bei der Heilungsreihenfolge gemäß der Dreiheit Vater, Mutter, Kind heilt also zuerst unser Gefühl für die rechte Ordnung von den verschiedenen Ausformungen unserer Zwangsgefühle, so dass wir unsere Integrität weder dadurch verlieren, dass wir andere zu etwas zwingen wollen, noch dadurch, dass wir uns nicht an die Regeln und Vereinbarungen halten. Sobald wir gelernt haben, wie wir unsere Integrität wiederherstellen und bewahren, können auch unser Machtgefühl und schließlich unser Selbstwertgefühl ausheilen.

Demut und Gewissen

Demut und Gewissen sind so etwas wie die Leitprinzipien zur Lösung der drei Egoprobleme des mentalen Geists. Wenn wir Demut als eine Kraft in uns entwickeln können, fällt es leichter, den Geltungsdrang in uns ins Leere laufen zu lassen (4. TK). Wenn wir lernen, wachsam auf unser Gewissen zu hören, werden wir nicht versuchen, andere zu dominieren oder egoistisch zu beeinflussen (5. TK), und nicht versuchen, Vereinbarungen zu brechen oder abzuwandeln, unseren Willen zu erzwingen oder Dinge zu tun, die ein waches Gewissen verbietet (6. TK).

Gott und die vier Welten – Die Ziffer fünf

An dieser Stelle stellen wir einleitende Überlegungen zur Ziffer fünf an. Die fünf Archetypen, die eine eigene Seinsstruktur abbilden, besprechen wir erst am Ende des nächsten Kapitels, weil wir die fünf Archetypen mit der Neunheit vergleichen und wir die Neunheit erst im nächsten Kapitel zusammen haben.

In Kapitel 1 sind wir bei der Betrachtung der Ziffern bis zur Ziffer vier gelangt, die für die vier Elemente, vier Temperamente, vier Hüllen der menschlichen Seele und vier Welten steht.

Wenn wir mit vier Punkten ein Quadrat abbilden und mittig darüber einen fünften Punkt setzen, sieht dies so aus, als setzten wir ein Dach auf ein Haus, das Richtung Himmel zeigt. Den vier Welten wird das Bewusstsein hinzugefügt, das über diesen Welten steht. Das heißt, dass die fünf auf Gott verweist, der über den vier Welten steht, oder auf unsere Seele, die sich jenseits ihrer vier Hüllen befindet. Wenn wir die vier nebeneinander liegenden Finger einer Hand nach vorne strecken und mit dem Daumen auf uns zurückzeigen, weisen die vier Daumen auf die Welt da draußen und der Daumen auf unser Bewusstsein, das diese Welt betrachtet.

Wenn wir das Pentagramm betrachten und wie da Vinci einen Menschen hineinzeichnen, sehen wir die vier Gliedmaßen, über denen der Kopf thront, der diese Gliedmaßen bewusst steuert.

Die Ziffer fünf bezieht sich also auf das Bewusstsein des Göttlichen, dessen Durchdringung der Welten diese vollkommen macht. Die Ziffer fünf symbolisiert diese Vervollkommnung und weist damit Ähnlichkeiten zur Ziffer acht auf, die wir in Kapitel 5 besprechen.

So wie die fünf Punkte ein Haus abbilden, steht die Ziffer fünf in der Bibel auch für den „Tempel“, der eigentlich kein Gebäude meint, sondern das Erreichen des Göttlichen, wie bereits dargestellt. Die Textpassagen des Alten Testaments (Thora), die vom Bau eines Tempels berichten, meinen eigentlich die Vervollkommnung, d.h. Erleuchtung unseres Bewusstseins, für die die Ziffer fünf steht. Wenn Salomon einen Tempel erbaut hat, steht im Urtext eigentlich, dass er Erleuchtung erlangt hat, sonst nichts. Er hat keinen physischen Tempel gebaut. Jedenfalls steht das da nicht.

Wenn Schriftgelehrten erwarten, dass in unserer Zeit der dritte Tempel gebaut werden soll, meint dies, dass für unsere Zeit eine Anhebung des Bewusstseins vorausgesagt wurde, bei der sich die ganze Menschheit in Richtung ihrer Erleuchtung entwickelt. Es geht nicht um den Bau eines physischen Tempels.

Die Bibel ist voller Berichte über Bewusstseinsprozesse und die Entwicklung des menschlichen Seins und Bewusstseins. Ihre Übersetzung als handelte es sich um historische Ereignisse in unserer Welt ist eine einzige Anhäufung von Fehlübersetzungen.

Verhaftung an die Vergangenheit – Die Ziffer sechs

Während wir am Ende des nächsten Kapitels mit den weiteren Ausführungen zu den fünf Archetypen fortfahren werden, gehen wir hier gleich über zur Ziffer sechs.

Die Ziffer sechs weist Eigenschaften auf, die sie geeignet machen, jetzt am Ende der ersten sechs Funktionsbereiche der Neunheit besprochen zu werden. Somit stellen wir an dieser Stelle einige Überlegungen zur Ziffer sechs und ihre Bedeutung für unser Sein an.

Die Ziffer sechs kommt vom Lateinischen „Sex". Das „ex" ist ein Bezug auf die Vergangenheit, wie in „Mein Ex-Partner". Die Ziffer sechs steht damit vor allem in Bezug zur Vergangenheit. Dazu sind nun verschiedene Dinge zu sagen.

Das Hexagramm besteht aus zwei gleichseitigen Dreiecken, die spiegelverkehrt übereinander liegen. Das nach unten weisende Dreieck steht für das Weibliche, das nach oben weisende für das Männliche. Zusammen symbolisieren sie damit zum Beispiel die Sexualität, bzw. die durch die Sexualität entstehende Bindung. Im etwas abstrakteren Sinne steht die sechs damit für die Bindung an das Vergängliche und Flüchtige. Man verlangt etwas und im nächsten Moment ist jede auf diesem Weg erlangte Erfüllung schon wieder vergangen und die Bindung daran, das Erlebte noch einmal erleben zu wollen, bleibt zurück. Da ein von Verlangen getriebenes Verhalten dazu neigt, keine oder keine ausreichende Rücksicht auf die Bedürfnisse anderer zu nehmen, neigt es also auch dazu, negatives Karma zu erzeugen. Daher symbolisiert die sechs auch unser Karma. Karma kann durch die Arbeit an uns selbst und durch gute Taten auch aufgelöst oder zumindest abgemildert werden. Wenn wir diese Arbeit nicht leisten, sind wir an das Vergangene gebunden. Dadurch wird das Vergangene zu einem Hindernis für unser spirituelles Wachstum. Es wird zu einer Art Gegenkraft für unseren spirituellen Weg.

Die Verbindung, die die Bibel zwischen der Ziffer sechs und dem Satan macht, bezieht sich letztlich nur auf die Gegenkraft, die wir durch unsere Verhaftung an Vergangenes selbst erzeugen. Wörtlich besteht das Wort Satan aus Sat & an.

Das Sat hat dieselbe Bedeutung wie in Sat-Chit-Ananda. Es heißt also Sein. Das „an“ steht für eine Verneinung, wie z.B. in an-normal, was „nicht normal“ heißt. Satan heißt also nur Nicht-Sein, das was uns von unserem wahren Sein abhält. Im Sanskrit sind diese Silben umgekehrt und es heißt a-sat (Nicht-Sein) (wie in „asatoma sat gamaya“). Da es in Wirklichkeit immer nur das Hier und Jetzt gibt, ist die Vergangenheit tot und nicht mehr vorhanden. Unser gedanklicher Aufenthalt in der Vergangenheit ist also ein Aufenthalt im Nicht-Sein, bei etwas, das tot ist und uns von unserem wahren Sein im Hier und jetzt abhält. Eine Verhaftung an Vergangenes und übermäßiges Denken an Vergangenes ist also eine Gegenkraft zu unserem wahren Sein.

Diese Gegenkraft zu unserem Sein meint also keine dämonische Entität, sondern das Vergangene, das uns durch unsere Verhaftung daran davon abhält, ganz im Hier und Jetzt zu sein. Da sich jeder Mensch durch die Arbeit an sich selbst und durch gute Taten von seinem Karma und seiner Bindung an die Vergangenheit befreien und ins Hier und Jetzt kommen kann, sollte man die Bedeutung der sechs nicht zu hoch hängen. Es ist weder hilfreich noch angebracht, diese Ziffer zu dämonisieren, auch wenn manche Leute das mit religiösem Eifer tun.

Wenn wir die Neunheit betrachten, dann sind sechs der neun Funktionsbereiche, nämlich jene, die an unser Gehirn gebunden sind, sterblicher Natur und drei sind unsterblicher Natur. Damit symbolisiert die sechs auch den vergänglichen und sterblichen Teil unseres Geistes. Es ist aufgrund der Sterblichkeit unseres Körpers, dass Sexualität und Fortpflanzung erforderlich sind. Damit verweist die sechs auch auf die direkte Beziehung zwischen Sexualität und Tod.

Menschen, die die Verbindung zu ihrem spirituellen Geist und damit zu ihrem inneren Wesen und zu Gott verloren haben, begrenzen sich selbst damit auch auf die Sterblichkeit ihres Seins. Der Verlust der Verbindung zu unserem wahren Sein kommt aus dem Ego und dient nur dem Ego.

Menschen, die von sich selbst sagen, dass sie einfach nicht an Gott oder ein unsterbliches spirituelles Sein ihrer Selbst glauben können, sollten über die im nächsten Kapitel dargelegten Zusammenhänge in Bezug auf unser spirituelles Sein nachdenken. Auch Menschen, die nicht an ein spirituelles Sein glauben, können in die Stille, in die innere Stille gehen und Kontakt zu ihrem inneren Herzen aufnehmen. Wenn ich diese Stille erfahren kann, wenn ich in meinem Herzen Mitgefühl und Liebe erfahren kann, wenn ich ein unerklärliches Glück erfahren kann, kann ich mich fragen, woher dieses Erleben kommt. Glaube ich wirklich, chemische Prozesse könnten ein Gefühl tiefen Friedens, ein Gefühl der Liebe und Freude produzieren? Oder könnte ich mir vorstellen, dass dieser Frieden, diese Liebe und dieses Glück mein eigenes innerstes Sein ist, das unsterblich ist und nur darauf wartet, wahrgenommen zu werden, stärker zu werden und hervortreten zu können? Und wenn es nur ein Experiment für mich ist, festzustellen, ob dieses innerste Wesen auch unabhängig von den Funktionen meines Körpers vorhanden ist, warum nicht dieses Experiment machen?

Wenn es Wut, Angst, Verachtung oder Depression sind, die mich davon abhalten, mich auf ein solches Entdeckerexperiment einzulassen, kann ich mir die Frage stellen: „Warum gebe ich der Wut, Angst, Verachtung oder Depression in mir so viel Macht, dass ich mich nicht auf die Möglichkeit einlassen will, sie vielleicht loszuwerden? Was habe ich zu verlieren?"

Vielleicht können solche Erwägungen und Fragen ja einen Forschergeist wecken festzustellen, wer wir in Wahrheit sind.

In einem neutraleren Sinne steht die sechs auch für unsere Schöpfer- und Manifestationskraft, neue Dinge ins Leben zu rufen. Schließlich schafft auch die Sexualität neues Leben und es ist nur die Anhaftung daran, die sich negativ auswirkt und an die Vergangenheit bindet.

Wenn wir unsere Schöpferkraft richtig nutzen wollen, dann lenken wir sie am besten auf das Spirituelle, auf das Streben nach spirituellem Wachstum und Selbsterkenntnis. So wird diese Kraft in die neun und zu Gott geführt und unser Karma kann sich durch das Gute, das wir aus dem richtigen, liebevoll dienenden Bewusstsein ohne Erwartung eines Lohns heraus tun, auflösen.

Damit sind wir beim spirituellen Geist angelangt, mit dessen drei Funktionsbereichen wir uns im folgenden Kapitel beschäftigen werden.

Kapitel 4: Unser spiritueller Geist

Die Vorgehensweise wird hier wie in den Kapiteln 2 und 3 sein. Wir wechseln nur von der mentalen auf die spirituelle Ebene unseres Seins. Der spirituelle Geist ist einerseits unmittelbarer für uns als der mentale Geist, weil er unser innerstes Sein ist. Aus demselben Grund sind uns die Vorgänge in unserem spirituellen Geist häufig aber auch weniger bewusst, weil wir zu unmittelbar damit identifiziert und sie uns zu nahe sind.

Funktionsbereich Sinngefühl

Wir schauen uns den Funktionsbereich des Sinngefühls wie gehabt gemäß den vier Temperamenten an, in der Reihenfolge Choleriker, Sanguiniker, Melancholiker und zuletzt Phlegmatiker.

Egoproblem für unser Sinngefühl – Sinnlosigkeitsgefühle

Sinn/Glück: Das siebte der neun Funktionsbereiche unseres Seins betrifft den Bereich Sinn oder Lebenssinn. Die Aufgabe des Funktionsbereichs Sinn besteht darin, dafür zu sorgen, dass wir ein von uns als sinnvoll erlebtes, glückliches Leben führen. Als unsterbliches Sein in einem sterblichen Körper haben wir das Bedürfnis, in unseren Handlungen, unseren Aufgaben und Pflichten und in unserem Leben überhaupt einen Sinn erkennen und vor allem erleben und fühlen zu können. In erster Linie erfahren wir Sinn durch das Erleben von Glück und Freude.

Sinnlosigkeitsgefühle: Durch die Trennung unseres Bewusstseins von unserer Schöpferin trennen wir uns auch von der Glückseligkeit, die das Wesen unseres Seins ausmacht und erfahren Leid. Dieses Leid ist im Grunde sinnlos und empfinden wir auch als sinnlos. Ohne Zugang zu unserem wahren Sein ist es kaum möglich, echte Begeisterung und Inspiration zu entwickeln. Ohne die natürliche Glückseligkeit, Begeisterung und Inspiration aus unserem wahren Sein heraus empfinden wir unser Leben leicht als sinnlos. Somit erzeugt unser Ego Sinnlosigkeitsgefühle und Unglück. Wo wir Sinnlosigkeitsgefühle erfahren, ist kein Raum für Glück.

Isolation d. Sinnlosigkeitsgefühle – Resignation, Gleichgültigkeit

Die Sinnlosigkeitsgefühle sind für uns schwer, sehr schwer zu ertragen. Wenn keine Lösung in Sicht ist, ergeben wir uns leicht der Resignation und daraus resultierenden Gleichgültigkeit.

Verarbeitung von Sinnlosigkeitsgefühlen und Resignation

Choleriker - Zynismus: Der Choleriker erträgt nicht, wenn andere weniger resigniert sind als er selbst. Er nutzt die ätzende Waffe des Zynismus', um seine Resignation auf alles zu übertragen, was bei seinen Mitmenschen optimistisch, positiv gestimmt, hoffnungsvoll, inspiriert oder begeistert ist.
Sanguiniker - Spott: Als Sanguiniker dulden wir nicht gerne, wenn andere nicht genauso resigniert sind wie wir selbst. Daher richten wir unseren Spott gegen den Glauben und die Hoffnung anderer. Zurück bleiben wir nach erfolgreicher Verspottungsarbeit dann gerne mit einem Gefühl des Selbstmitleids, durch das wir dann auch nicht wahrnehmen, wie ätzend wir die Hoffnungen anderer angegangen sind, um sie zu zerstören.
Melancholiker - Selbstmitleid: Der Melancholiker geht mit seiner Resignation ins Selbstmitleid.
Phlegmatiker - Verzagtheit: Der Phlegmatiker ergibt sich seiner Resignation und verzagt.

Pathologische Ausformung der Resignation

Choleriker - Sarkasmus: Der Choleriker steigert seinen Zynismus in der pathologischen Ausformung zum hemmungslosen Sarkasmus. Wenn es noch ein stärkeres Wort als Sarkasmus gäbe, wäre es hier angebracht.
Sanguiniker - Verhöhnung: Der Sanguiniker geht pathologisch in eine grausame Verhöhnung seiner Mitmenschen. Auch hier wäre ein stärkeres Wort als Verhöhnung angebracht. Bei den Trollen im Internet bekommt man häufig den Eindruck, hier verrichten pathologische Choleriker und Sanguiniker ihre Arbeit.
Melancholiker - Depressionen: Der Melancholiker entwickelt in der pathologischen Ausformung der Resignation Depressionen, die bis zum Selbstmord führen können. Wobei man sagen muss, dass vor allem Menschen, die Mitgefühl mit dem Leid anderer haben und gut wahrnehmen können, welchen Leiden andere Menschen unterliegen, zur Depression neigen. Solche Menschen können am schlechtesten ertragen, in welcher Sinnlosigkeit und Resignation ihre Mitmenschen gefangen sind.
Phlegmatiker - Selbstmordgefährdung: Der Phlegmatiker wird in der pathologischen Ausformung der Resignation so hoffnungslos und verzweifelt, dass er sehr selbstmordgefährdet sein kann.

Die kollektive Verbreitung von Sinnlosigkeitsgefühlen führt zu einer gewissen Abstumpfung und Apathie gegenüber den Missständen in der

Gesellschaft und den Leiden der Benachteiligten, manchmal zu einer regelrechten Hoffnungslosigkeit. Am verbreitetsten ist die aus der Resignation kommende Gleichgültigkeit. Apathie, Zynismus, Hoffnungslosigkeit und Gleichgültigkeit sind natürlich nicht geneigt, das grundlegende Sinnlosigkeitsgefühl zu lösen und verstärken es noch weiter.

So bildet das 7. Egoproblem einen geschlossenen Ego-Teufelskreis aus. Hier ist offensichtlich, dass Resignation und Zynismus sinnlose Aktivitäten sind und das eigene grundlegende Sinnlosigkeitsgefühl weiter verstärken.

Selbstheilungskraft für Sinnlosigkeitsgefühle – Inspiration

Zum Funktionsbereich Innerstes Sinngefühl haben wir das Bedürfnis nach Glück, Inspiration und Begeisterung im Leben, erleben durch unser Ego jedoch Sinnlosigkeitsgefühle.

Lösungsdenken: Können wir über uns selbst und die Ernsthaftigkeit unseres Egos lachen? Was berührt, bewegt und inspiriert uns? Sind wir bereit, dem zu folgen, was die größte Inspiration und Begeisterung in uns weckt? Uns bewusst werden, dass glücklich zu sein eine Sache ist, die wir bedingungslos beschließen können (und wenn wir glücklich sein wollen, auch beschließen müssen), in dem Bewusstsein, dass Glück ein Aspekt unseres wahren Wesens ist, den wir beschließen und damit manifestieren müssen. Glück ist nicht von äußeren Gegebenheiten abhängig, und wird sich nicht einstellen, wenn wir nur darauf warten oder versuchen, es durch äußere Umstände herbeizuführen.

Über uns selbst lachen/Inspiration finden/Glücklichsein beschließen: Die Lösung, um zu vermeiden, dass wir Sinnlosigkeitsgefühle zu Schlimmerem verarbeiten, besteht darin, uns selbst und unser Sinnlosigkeitsgefühl mit Humor und nicht zu ernst zu nehmen und wenn möglich herzhaft (ohne Verbitterung) über uns selbst und die Ernsthaftigkeit unseres Egos zu lachen. Die Frage danach, was uns berührt, bewegt und inspiriert, ist geeignet, den leeren Raum der Sinnlosigkeit mit Liebe und Glück anzufüllen und uns Inspiration finden zu lassen. Da uns das am meisten begeistert und inspiriert, was unser wahres Sein uns an Impulsen gibt, ist es wichtig, in unserem Leben dem zu folgen, was uns am meisten begeistert. Wir folgen unserem wahren Sein, wenn wir dem folgen, was uns am meisten begeistert. Davon abgesehen ist das Glücklichsein eine Wahl und eine Manifestation. Wir können die Wahl treffen: „Egal, was in meinem Leben passiert, ich werde immer glücklich sein, ich werde immer die Stärke aufbringen, glücklich zu sein. Mein Glück ist nicht von äußeren Umständen abhängig."

Freude/Glück: Durch dieses Denken und Handeln entwickeln wir die Kraft, ein Leben in größter Begeisterung, bedingungsloser Freude und bedingungslosem Glück zu leben.

Es liegt lediglich an uns, unserer Begeisterung zu folgen und Glücklichsein zu manifestieren, um ein glückliches anstatt unglückliches Leben zu führen. Unser Ego wird noch nicht dadurch aufgelöst, dass wir glücklich sind. Eher wird es leichter für uns, unser Glücklichsein zu manifestieren und dem zu folgen, was uns am meisten begeistert, wenn wir unser Ego auflösen. Auf der spirituellen Ebene sind die wichtigeren Selbstheilungskräfte zum Auflösen von Ego die beiden hiernach folgenden, also die 8. und 9. Selbstheilungskraft, weniger die 7. Selbstheilungskraft.

Den beiden weiteren spirituellen Selbstheilungskräften vorweggreifend: In der vedischen Tradition werden die 7., 8. und 9. Selbstheilungskräfte von den drei bereits erwähnten Göttern Brahma, Vishnu und Shiva symbolisiert. In der vedischen Tradition werden nur Vishnu und Shiva angebetet. In ganz Indien gibt es nur einen einzigen Brahma-Tempel, aber zahllose Vishnu- und Shiva-Tempel.

Unser Dunkles Zeitalter ist ein Zeitalter des Egos, in welchem unser Fokus darauf liegen muss, unser Ego aufzulösen und wieder selbstlos zu werden. Die dauerhafte Fokussierung auf unser eigenes Glück durch Rückzug aus der Welt und in die Einsamkeit kann unser Ego stärken, da wir nur an unser Glück denken. Daher gibt es in Indien keine Brahma-Tempel. Nur den Aspekt der Schöpferkraft anzubeten, macht egoistisch. Wie schon erwähnt, ist das Glücklichsein im Leben eine Frage unserer Manifestation und Schöpferkraft. Brahma steht für diese Schöpferkraft, die Kraft, unter anderem unser Glücklichsein aus uns selbst heraus zu erschaffen.

Wenn wir zunehmende Geldprobleme erleben oder beobachten, Armut sehen, mitbekommen, wie Ökosysteme auf dieser Erde zerstört werden, die Korruption in der Politik sehen und, falls wir zu denen gehören, die sich für eine bessere Welt einsetzen, den Zynismus unserer Mitmenschen erleben, dann sind wir doch sehr versucht, uns – falls noch nicht geschehen – in das Heer der Resignierten einzureihen. Dennoch ist unser persönliches Streben danach, einen selbstlosen Beitrag zu leisten, der uns inspiriert, ist unser fester Beschluss, glücklich zu sein, was auch immer in unserem Leben passiert, unverzichtbar. Durch Glücklichsein können wir andere anstecken, es auch zu sein. Es ist unerlässlich, diesen Willen und diese Kraft aufzubringen, um dem Ego-Teufelskreis der Sinnlosigkeit und Resignation entgegensteuern und eine bessere Welt manifestieren zu können.

Die Heilung der Welt

Die Zustände in der Welt machen es immer dringlicher, unser Glück nicht mehr im Außen, im Konsum, in Geld, Erfolg und Ruhm zu suchen, sondern uns nach innen zu wenden und das Glück zu sein, dass wir in unserem innersten Wesen eigentlich sind. Jeder, der dies tut, macht es für alle anderen leichter, es auch zu tun, wahres Glück und sein wahres Sein zu finden. Auch hier ist die Selbstlosigkeit im Leben und unser Fokus darauf, andere, die leiden, glücklich zu machen, eine sehr wichtige Quelle des Glücks.

Die Goldene Gans

Das Märchen zeigt, wie wir durch eine selbstlos teilende Lebenseinstellung Glück erfahren können. Der Dummling symbolisiert diese Selbstlosigkeit, die in den Augen berechnender, eigennütziger Geister eine Dummheit ist. Die goldenen Gans symbolisiert einen auf das spirituelle Ziel ausgerichteten Geist, den wir zum Lohn für selbstlose Taten bekommen.

Funktionsbereich Seinsgefühl

Wir schauen uns den Bereich des Seinsgefühls gemäß den vier Temperamenten Choleriker, Sanguiniker, Melancholiker und Phlegmatiker an.

Egoproblem für unser Seinsgefühl – Angst

Sein: Der achte der neun Funktionsbereiche betrifft den Bereich des innersten Seinsgefühls. Die Aufgabe dieses Funktionsbereichs unseres Seins besteht darin, dafür zu sorgen, dass wir uns in unserem Sein geliebt, vertrauensvoll, sicher und geborgen fühlen.

Angst: Durch unsere Ur-Schuldgefühle gegenüber unserer Schöpferin, weil wir uns durch unser Ego von ihr getrennt haben, erwarten wir eine Rache oder Bestrafung Gottes und leben anstatt in Liebe zu unserer Schöpferin in Angst vor ihr. Unser Ego löst im Funktionsbereich Innerstes Seinsgefühl also Ängste aus. Durch unsere unterschwellige Angst, mit schrecklichen Ereignissen bestraft zu werden, verlieren wir unsere natürliche Geborgenheit in unserem Leben.

Kompensation zur Verarbeitung der Angst – Misstrauen

Der unmittelbar aus der Angst entstehende Impuls ist das Misstrauen, Misstrauen gegen andere, Misstrauen gegen das Leben, Misstrauen gegen Gott. Unser Ego nutzt den Umstand, dass unsere Probleme durch die Aktivität des Egos immer schlimmer werden, dazu, unsere Angst vor einer drohenden Verschlimmerung zu schüren. So wie sich unsere Seele von Liebe ernährt, ernährt sich unser Ego von Angst. Durch eine Auslieferung an die Angst liefern wir uns den Strategien unseres Egos aus und lassen es frei schalten und walten. Wir projizieren unsere Ängste in Form von Sorgen und Bedenken in die Zukunft und versuchen uns durch die Erwartung, dass schlimme Dinge passieren werden, gegen das Leben abzuhärten. Wir machen also zu einer Philosophie, schlimme Entwicklungen vorauszuwissen und verschließen unser Herz, damit das Schicksal uns nicht so hart trifft. In der Summe spüren wir keine Liebe und kein Mitgefühl für die Leiden und Probleme anderer. Die Strategien unseres Egos im Umgang mit unserer Angst machen uns schwarzmalerisch und hartherzig. Während unser Ego unser Bewusstsein einseitig auf das Negative wie auf ein Gefängnis ausrichtet, legt die Angst noch ein Schloss auf die Gefängnistür und kapselt unser Bewusstsein endgültig ab. Die Angst verschließt unser Herz. Ohne die Liebe und den Mut unseres Herzens sind wir von anderen Menschen und vom Leben selbst isoliert, ohne die Möglichkeit, eine tiefere Verbindung aufzubauen und uns als Teil des Lebens wahrzunehmen.

Verarbeitung von Angst und Misstrauen

Unser Ego kennt den vier Elementen entsprechende Verhaltensstrategien im Umgang mit der Angst und dem Misstrauen in unseren Beziehungen.
Choleriker - Einschüchterung: Der Choleriker geht bei seiner Kompensation in den Angriff, schüchtert andere ein und ist stets bemüht, ihnen noch mehr Angst zu machen als er selbst hat. Die Angst, die andere vor uns haben, baut unser Ego auf und macht unser Ego stärker als das ihre.
Sanguiniker - Verhör: Als Sanguiniker unterziehen wir unser Gegenüber einem Verhör, um einen Beweis dafür zu finden, ob wir ihm Vertrauen können oder dass wir ihm eben nicht vertrauen können. Gelingt es uns, dem anderen zu beweisen, dass wir ihm nicht vertrauen können, haben wir alles richtig gemacht und die Bringschuld liegt beim anderen.
Melancholiker - Unnahbarkeit: Der Melancholiker fühlt sich von einem einschüchternden oder verhörenden Verhalten eines Gegenüber so massiv bedroht, dass er versucht, diese Bedrohlichkeit zu beherrschen, indem er sich seine massiven Ängste nicht anmerken lässt. Während er voller Emotion ist, tut er so als hätte er keine. Als Melancholiker versuchen wir uns wie zerfließendes Wasser ungreifbar zu machen. Da wir nur so tun, als fühlten wir uns nicht bedroht, verlassen wir jegliche echte Kommunikation und werden für echte Kommunikation unnahbar und unerreichbar.

Phlegmatiker - Dissoziation und emotionale Erstarrung, Lähmung: Der Phlegmatiker ist von seiner Angst wie gelähmt. Er versucht sich von seinem ihm Angst machenden Gegenüber gänzlich auszuklinken und quasi wie tot umzufallen. Anstatt für uns einzutreten, tun wir uns nur selbst leid und erstarren in einem stummen Vorwurf. In dieser Strategie leugnen wir vollständig unsere Stärke und unsere Verantwortung für uns selbst.

Die Strategien der vier Temperamente lassen sich auch in der Tierwelt beobachten: Ein Tier, das von einem Raubtier angegriffen wird, kann den Kampf mit dem Raubtier aufnehmen (Element Feuer), wie es zum Beispiel ein Büffel tun würde, es kann so schnell wie möglich davonlaufen (Element Luft), was die meisten Tiere tun, es kann versuchen, sich aus der Wahrnehmung des Raubtieres herauszustehlen, sich tot stellen und hoffen, als giftiger Kadaver wahrgenommen und liegengelassen zu werden (Element Wasser) oder es wird gepackt und klinkt seine Wahrnehmung aus, ist quasi schon tote Materie, um nicht mehr mitzukriegen, wie es getötet wird (Dissoziation von der Angst, Element Erde).

Pathologische Ausformung der Angstverarbeitung

Choleriker – Terror: Aus der Haltung, andere einzuschüchtern, wird die Pathologie, andere zu terrorisieren, um die eigene Angst unter Kontrolle zu bekommen. Sehr mächtige Menschen, die dabei sind, ihre Macht über andere zu verlieren, nehmen häufig diese Pathologie an.

Sanguiniker – Paranoia: Aus der Haltung, andere zu verhören, um negative Absichten und Einstellungen aufzuspüren, wird Paranoia. Jeder wird ständig verdächtig, üble Absichten im Schilde zu führen.

Melancholiker – Autismus: Aus der Haltung, sich aus Angst ungreifbar und unnahbar zu machen, wird im pathologischen Extrem ein autistischer Rückzug in uns selbst. Der Autismus hat eine gewisse Ähnlichkeit zur Pathologie des Teufelskreises der Mangelgefühle. Die Teufelskreise der Mangelgefühle und Ängste hängen eng zusammen. Mangel löst unmittelbar Angst aus, nicht versorgt zu sein und sterben zu müssen. Autismus geht ursächlich also auf Mangel und Angst zurück, wobei Mangel verarbeitet wird, nichts mehr von sich zu geben oder mitzuteilen, und die Angst des Melancholikers verarbeitet wird, sich ganz in sich selbst zurückzuziehen.

Phlegmatiker – Psychose: Aus der Haltung, sich aus Angst auszuklinken und wie gelähmt zu erstarren, wird im pathologischen Extrem ein plötzlicher Realitätsriss. Dieser Mensch klinkt sich plötzlich wie ein von einem Raubtier getötetes Tier vor Angst aus der Realität aus und lebt in einem

Film weiter, der keinen Bezug zur Realität mehr hat. Psychose tritt plötzlich auf, von einem Moment zum anderen. Es kann ein Tropfen sein, der das Fass der Angst so zum Überlaufen bringt, dass sich ein Mensch vom Leben dissoziiert und seine eigene Wahnwelt betritt.

Die kollektive Verbreitung der Angst macht aus einer Gesellschaft einen Haufen in sich abgekapselter Inseln, die keine echte Verbindung zu anderen haben. In einem Zustand der Isoliertheit fehlt uns die lebensnotwendige Liebe und Zuneigung der anderen. Uns fehlt Mut, unser Leben in die Hand zu nehmen. In einer solchen Gesellschaft verhungert unsere Seele regelrecht, ist nicht geborgen, nicht sicher, fühlt sich ungeliebt und lebt in ständiger Angst vor den Schrecken des Lebens. Anstatt also das Problem der Angst zu lösen, verschlimmern unsere Egostrategien die Angst weiter.

So bildet auch das 8. Egoproblem einen in sich geschlossenen Ego-Teufelskreis. Misstrauen, Einschüchterung, Verhör, Unnahbarkeit und Dissoziation erschaffen jeweils einen zwischenmenschlichen Abgrund, der Sympathie, Zuneigung und Liebe in sich verschlingt.

Alle diese Strategien verstärken die Angst, die sie lösen sollen. Wenn wir andere einschüchtern, verlieren wir ihr Vertrauen und ihre Liebe und stärken die berechtigte Angst, dass sie uns für unser Tun bei nächster Gelegenheit bestrafen oder verlassen. Unterziehen wir andere einem Verhör, greift der andere uns entweder ebenfalls an oder zieht sich in sich zurück, verschließt sich, wird unnahbar. Auch auf diesem Weg verlieren wir Vertrauen und Liebe des anderen und müssen Angst haben, dass er bei Gelegenheit zurückschlägt oder uns verlässt.

Gehen wir in die Unnahbarkeit, stärken wir das Misstrauen des anderen, der nicht mehr weiß, woran er mit uns ist. Er wird sein Verhör verschärfen oder sich abwenden, was beides Angst auslöst, entweder die vor noch aggressiverem Verhör oder die verlassen zu werden. Klinken wir uns völlig aus, sind wir nicht mehr erreichbar. Ohne Eintreten für uns selbst, sind wir maximal angreifbar, der Angst völlig ausgeliefert und machen auch denen Angst, die nicht wissen, was mit uns los ist. Ohne echte Zuneigung und Liebe, die uns mit anderen Menschen verbindet, verlieren wir die Geborgenheit und Sicherheit im Leben und werden ständig gehetzt und vorangetrieben von Angst und Misstrauen.

Selbstheilungskraft für unsere Angst – Mut und Liebe

Zum Funktionsbereich Seinsgefühl haben wir das Bedürfnis nach Vertrauen und Geborgenheit, erleben durch unser Ego jedoch Angst.

Lösungsdenken: Wie finde ich das nötige Selbstvertrauen, mein Leben mutig in die Hand zu nehmen? Wie kann ich mein Herz für meine Mitmenschen offenhalten?
Mut & Selbstvertrauen entwickeln/Mitgefühl aktivieren & geben: Der heilende Umgang mit der Angst bezieht sich auf zwei Bereiche: Unsere eigene Angst und die Angst anderer. Für unsere eigene Angst benötigen wir Mut, Selbstvertrauen und Beherztheit, das zu konfrontieren, was uns Angst macht, anstatt davor wegzulaufen. Für Melancholiker und Sanguiniker ist es heilsam auszusprechen, wie sehr sie sich vom Verhalten einer anderen Person bedroht fühlen. Konfrontieren wir das, was uns Angst macht, machen wir die Erfahrung, dass die Angst abnimmt, laufen wir davor weg, machen wir die Erfahrung, dass sie schlimmer wird.

Für den Umgang mit der Angst anderer Menschen benötigen wir Liebe und Mitgefühl. Da die Angst das Herz verschließt und ein starkes Gefühl von Isoliertheit, Verlorenheit und Unsicherheit erzeugt, ist es wichtig, das Herz von Menschen zu erreichen, die Angst haben. Wenn Menschen, die Angst haben, unsere besänftigende und beruhigende Liebe spüren, können sie wieder ihr Herz öffnen, sich wieder verbinden und sich wieder sicher und geborgen fühlen. – Es kann aber auch Situationen geben, in denen die Angst einen Hinweis birgt, dass wir die in der Angst gebundene Energie nutzen und aktiv werden sollten. Wenn wir zum Beispiel Angst davor haben, in einer Prüfung durchzufallen, ist es gut, die in der Angst enthaltene Energie zu nutzen, um konzentriert für die Prüfung zu lernen. Wenn wir uns in einer Gefahr befinden, sollten wir die Energie in der Angst nutzen, um uns der Gefahr zu entziehen. Wenn wir als Menschheit Angst haben, dass unser Planet unbewohnbar wird, sollten wir die in der Angst gebundene Energie nutzen, uns für den Schutz und die Wiederherstellung der Umwelt einzusetzen. Wenn wir das Leid in der Welt sehen und die Angst vor der Ausdehnung des Leids sehen oder selbst haben, ist es gut, Mut und ein umfassenderes Mitgefühl zu aktivieren, um dem Leid in der Welt abzuhelfen und es zu verringern. Der richtige Umgang mit Angst braucht also auch Unterscheidungsvermögen.
Selbstlose Liebe: Wenn wir in richtiger Weise unsere Angst überwinden (oder in Aktivität umsetzen), die Angst unserer Mitmenschen besänftigen, unser Mitgefühl aktivieren und einen selbstlosen Beitrag für eine bessere Welt leisten, können wir zur Erfahrung selbstloser Liebe kommen.

Eine wichtige ergänzende Fähigkeit zum Mitgefühl ist die Losgelöstheit. Um Menschen in Not mit unserem Mitgefühl beistehen zu können, brauchen wir die Kraft, uns vom Elend nicht runterziehen zu lassen. Wenn nachher zwei Menschen im Elend sind, ist niemandem geholfen. Hierzu braucht unser Herz die Fähigkeit der Losgelöstheit. Durch Losgelöstheit können wir unser Herz ganz aufmachen, ohne dass wir das Leid der anderen als Gewicht verspüren. Andererseits brauchen wir Losgelöstheit, damit Liebe wirklich selbstlos, ohne Anhaftung und Erwartung, sein kann.

Es ist unerlässlich, unsere Ängste im Zaum zu halten und Mut aufzubringen, wenn wir einen positiven Beitrag leisten wollen. Es ist in jedem Fall notwendig, Liebe und Mitgefühl zu entwickeln, um dem Ego-Teufelskreis der Angst in der Welt entgegensteuern und eine bessere Welt manifestieren zu können.

Alle Selbstheilungskräfte helfen uns, den verschiedenen Ego-Teufelskreisen in unserem Sein gegenzusteuern. Und Liebe und Mitgefühl haben eine besonders starke Wirkung auf unser Sein. Es heilt, Liebe und Mitgefühl zu geben und es heilt, Liebe und Mitgefühl zu empfangen. In dem Maße, in dem Mitgefühl im kollektiven Geist stärker wird, erweckt es uns zum selbstlosen Teilen und Dienen. Ein solches selbstloses Teilen und Dienen kann alle Armut und im Wesentlichen alle anderen negativen Erscheinungen auf der Erde beenden. Es liegt sehr wohl in unserer Macht, den Himmel auf Erden zu errichten, sobald genug von uns zu dieser Wahrheit erwachen. Es ist wichtig, uns selbst zu erwecken. Wir können nicht spirituell erwachen, wenn wir nur darauf warten, dass es passiert. Wenn wir beschließen, selbstlos zu dienen und dann handeln, aktiviert dies unser Mitgefühl. Es liegt in unserem freien Willen und daher in unserer Hand, unser Mitgefühl selbst zu erwecken.

Terrorismus

Wir knüpfen an die Pathologien der Angst an: Es ist kein Zufall, dass gerade jetzt, wo die Menschheit im Aufwachen begriffen ist, jene Menschen, die die Menschheit bisher kontrolliert haben, zunehmend die Menschheit terrorisieren. Der Terror kommt aus der Angst, dass sie durch das Aufwachen der Menschheit die Kontrolle verlieren. Durch die Angst, die sie uns machen, versuchen sie, uns in die Pathologien des Melancholikers und Phlegmatikers zu drücken, so dass wir es nicht mehr wagen, für uns einzutreten. Sie ernähren sich von unserer Angst, weil wir durch unsere Angst unsere Macht an sie abtreten. Diese Pathologien werden in unserer Zeit aber nur auf die Spitze getrieben, weil die Menschheit im Aufwachen begriffen ist. Immer mehr Menschen erkennen, dass das Angst machende

Verhalten der uns terrorisierenden Eliten nur auf deren eigene Ängste hindeutet, weil sie die Kontrolle über die Menschheit verlieren. Sie müssen immer mehr Terror inszenieren, weil wir kollektiv immer weniger Angst haben. Und diese Erkenntnis hilft, ganz zu jenem Mut und Selbstvertrauen sowie zu Liebe und Mitgefühl zu erwachen, die wir brauchen, um unseren Beitrag zur Befreiung und Heilung der Welt leisten zu können.

Die sieben Raben

Dieses Märchen beschäftigt sich mit der Erlösung aus der Angst. Die sieben Brüder verwandeln sich durch Angst vor Strafe in sieben Raben. Die Reise der Schwester zur Erlösung ihrer Brüder symbolisiert das Erlernen bedingungsloser Liebe durch Eigenbemühung und göttliche Gnade.

In der vedischen Tradition entspricht die 8. Selbstheilungskraft dem Gott Vishnu. Im Hinduismus wird Vishnu am meisten geliebt und Shiva am meisten verehrt. Das liegt daran, dass Vishnu für die Liebe steht, die die Schöpfung bewahrt. Shiva ist jedoch der, der für die Auflösung unseres Egos am meisten gebraucht wird. Daher wird Shiva auch am meisten verehrt. Und damit sind wir beim neunten Funktionsbereich unseres Seins.

Funktionsbereich Bewusstsein

Wir schauen uns den Funktionsbereich des Bewusstseins wie gehabt gemäß den vier Temperamenten an, in der Reihenfolge Choleriker, Sanguiniker, Melancholiker und zuletzt Phlegmatiker.

Egoproblem für unser Bewusstsein – Schuldgefühle

Innerstes Bewusstsein: Der letzte unserer neun Bereiche betrifft unser innerstes Bewusstseins. Die Aufgabe dieses Bereichs besteht darin, Sorge zu tragen, dass unser Bewusstsein von uns selbst vom Gefühl der Unschuld bestimmt und in Frieden ist. Als Seele in einem Körper haben wir das Bedürfnis, dass wir im Gedanken an andere Menschen im Frieden und im Reinen sind und im Bewusstsein leben, eins mit allem zu sein. Offensichtlich haben wir dabei in der Tiefe unseres Seins das Bedürfnis, uns unschuldig zu fühlen. Ohne Unschuld gibt es keine Selbsterkenntnis, da Schuldgefühle – auch wenn verborgen und verdrängt – eine Wand zwischen unserem Sein und unserer Selbsterkenntnis aufbauen. Nur in der Unschuld sind wir mit uns selbst verbunden. Und nur in der Verbundenheit mit unserem eigenen Selbst können wir uns mit dem Selbst anderer verbinden.

Schuld- & Schamgefühle: Durch die Trennung unseres Bewusstseins von unserer Schöpferin fühlen wir uns dieser gegenüber schuldig. Durch unser Ego leben wir in unterschwelliger Erwartung einer Rache oder Bestrafung durch Gott. Unser Ego löst in unserem innersten Bewusstsein also unmittelbar Schuldgefühle aus. Durch diese Schuldgefühle sind wir von der natürlichen Unschuld in unserem Sein abgetrennt. Mit dem Verlust unserer kindlichen Unschuld treten Schuld- und Schamgefühle in dieses Vakuum. Ohne bewusste Unschuld können Schuld- und Schamgefühle von allem ausgelöst werden, was uns oder den Menschen in unserem Leben an Negativem widerfährt.

Projektion der Schuldgefühle – Rechtfertigung

Der erste Impuls unseres Egos in der Verarbeitung eines Schuldgefühls besteht darin, uns für unser Tun zu rechtfertigen. Es kann und darf nicht sein, dass wir Schuld haben. Es muss möglich sein zu zeigen, dass uns keine Schuld trifft, dass wir unschuldig sind. Wenn und indem wir uns rechtfertigen, geben wir unserem Schuldgefühl Recht. Unsere Rechtfertigung zeigt, dass wir an unsere reale Schuld hinter den Schuldgefühlen glauben. Anstatt dass unsere Rechtfertigung das Schuldgefühl zum Verschwinden bringt, verstärkt es die Schuld weiter. Durch diese von uns auf diese Weise selbst verursachte Verstärkung der Schuldgefühle kommt unser Ego rasch an den Punkt, die Schuldgefühle durch Projektion auf andere loswerden zu wollen. Dies führt dazu, dass wir im Falle einer unangenehmen Erfahrung oder schlechten Behandlung durch andere, unser Schuldgefühl deswegen gar nicht erst wahrnehmen, sondern sogleich beleidigt, verstimmt oder ärgerlich sind. Wir nehmen nicht mehr wahr, dass nicht die schlechte Behandlung durch einen anderen die Ursache für unsere Verstimmung ist, sondern unser durch diese Behandlung aktiviertes Schuldgefühl. In unserem Dunklen Zeitalter ist uns die Fähigkeit, diesen Mechanismus in uns zu beobachten und nachzuvollziehen, kollektiv abhandengekommen und muss erst wiedererlernt werden, weil er so subtil ist und rasend schnell abläuft. Dennoch ist es so (und bietet eine wichtige Grundlage zum Auflösen von Wut und Ärger durch Vergebung und Selbstvergebung).

Verarbeitung von Schuldgefühlen und Projektionen

Choleriker - Böswilligkeit: Der Choleriker hält sich in der Regel nicht mit Rechtfertigungen auf, sondern geht automatisch davon aus, dass andere schuld an dem sind, was seine Schuldgefühle ausgelöst hat. Er neigt daher dazu, auffahrend und böswillig zu sein. Wenn andere sowieso schuld sind, haben sie auch nichts anderes verdient, als dass wir sie gebührend schlecht behandeln. Ein auffahrendes, böswilliges Verhalten ist ein mit Nachdruck geäußertes Statement, dass stets andere schuld sind und nicht wir.

Sanguiniker - Schuldzuweisung/Rechthaberei: Der Sanguiniker geht mit seinem Beleidigtsein und seiner Verstimmung ebenfalls sehr schnell in die Schuldprojektion. Wie in anderen Bereichen auch, entwickelt er die größte Eloquenz dabei, die eigentliche Schuld an seinen Schuldgefühlen beim anderen zu suchen. Er entwickelt daher die beste Fähigkeit, in Auseinandersetzungen recht zu behalten und sein Gegenüber ins Unrecht zu setzen. Generell können Diskussionen und Streitigkeiten im Kampf darum, wer Recht hat, endlos weitergehen, weil alle beharrlich versuchen, ihre Schuldgefühle loszuwerden, indem sie sie bei anderen abladen, wobei der Sanguiniker am meisten dazu neigt.

Melancholiker - Beleidigtsein / Vorwürfe: Der Melancholiker neigt bei der Verarbeitung seiner Schuldgefühle am meisten zur sprichwörtlichen beleidigten Leberwurst. Er kann sein Beleidigtsein wie einen zielgerichteten Vorwurf einsetzen, aber auch in offene Vorwürfe und Anklagen verfallen, wenn er gereizt wird oder seine Schuldgefühle aus anderen Gründen zu stark sind.

Phlegmatiker - Verstimmung: Der Phlegmatiker ist bei der Verarbeitung und Projektion seiner Schuldgefühle passiver als der Melancholiker. Während Schuldprojektion ein sehr aktiver Vorgang ist, mit dem wir andere Menschen unmittelbar angreifen, fällt gerade der Angriff dem Phlegmatiker sehr schwer. So geht er mit seinen Schuldgefühlen in die Verstimmung und strahlt einen stummen Vorwurf aus.

Es gibt im Buddhismus den Spruch, dass wütend zu werden bedeutet, dass wir uns für die Fehler bestrafen, die andere gemacht haben. In dem Moment, in dem wir in die Schuldprojektion gehen und ärgerlich wegen einer Sache werden, die jemand anderes gemacht hat, geben wir unserem Schuldgefühl für etwas, das jemand anderes gemacht hat, recht. Wir nehmen durch unsere eigene Projektion also eine Schuld auf uns, die wir gar nicht haben, und verschlimmern sie durch unser Verhalten, was wie eine Selbstbestrafung für etwas ist, was jemand anderes gemacht hat. Bevor wir uns anschauen, wie wir dieser Falle, in die praktisch alle Menschen zumindest gelegentlich und meistens sehr häufig tappen, entkommen können, schauen wir uns noch die pathologische Steigerung in der Verarbeitung unserer Schuldgefühle an.

Pathologische Ausformung von Schuldgefühlen und Projektion

Choleriker - Abgrundtiefer Hass: In der pathologischen Ausformung steigert sich der Choleriker in einen abgrundtiefen Hass auf die Personen oder Umstände, die seine Schuldgefühle auslösen. Da Hass die Probleme im Leben mit Sicherheit verschlimmert, verstärken die schlimmer werdenden Probleme die eigenen unterbewussten Schuldgefühle wegen dieser Probleme weiter. So kann sich der Hass des Cholerikers im Pathologischen ins völlig Unerträgliche hochschaukeln.

Sanguiniker - Zwanghafte Wut: Wenn der Sanguiniker mit seinen Taktiken der Schuldzuweisung und Rechthaberei die Schwierigkeiten in seinem Leben vergrößert, verstärken diese Schwierigkeiten und Probleme auch seine Schuldgefühle. Er gerät bei zunehmenden Problemen immer mehr in eine zwanghafte Wut auf die Umstände und Personen, die seine Schuldgefühle auslösen, was seine Probleme weiter verschlimmert und immer so weiter.

Melancholiker - Spaltungsirresein: Der Melancholiker hat geringere Möglichkeit der aktiven Schuldzuweisung und der Ausagierung seiner Wut an anderen als der Choleriker und Sanguiniker, weil sein Harmoniebedürfnis zu groß ist. Wenn die Schuldgefühle zu massiv werden, spaltet er einen Teil davon ab, so dass er dann zwischen umgänglich und ärgerlich hin- und herspringt, was auf diese Abspaltung der Wut hinweist. Weniger als der Phlegmatiker kann aber auch schon der Melancholiker im Extrem schizophren werden.

Phlegmatiker - Schizophrenie: Der Phlegmatiker hat bei sich immer mehr steigernden Schuldgefühlen am wenigsten die Möglichkeit, sich durch Wut Luft zu verschaffen. Ein die Wut auflösender Umgang mit der Wut lässt sich nur erlernen, wenn es auch einen Zugang zur Wut gibt. Der Phlegmatiker ist aufgrund seines Temperaments aber am meisten geneigt, seine Wut zu verstecken und zu unterdrücken. In der pathologischen Ausformung kann daher ein nie erlernter lösender Umgang mit der eigenen Wut beim Phlegmatiker bis zur Schizophrenie gehen, bei der Wut und Ärger abgespalten werden und in unvorhersehbaren Momenten wieder massiv und unkontrolliert ins Bewusstsein rücken, wenn es scheinbar keinen angemessenen Grund dafür gibt.

Heilsame Berechtigung von Schamgefühlen und Wut

Es gibt eine Ausnahme, bei der Schamgefühle nicht aus dem Ego kommen und eine positive Wirkung haben können: Wir können uns schämen, weil wir etwas Dummes, Falsches und/oder Egoistisches getan haben.

Wenn diese Scham zu echter Reue führt, kann sie uns von unserem Egoismus aufwecken und reinigen. Sie kann positiv genutzt werden, uns der Bedürfnisse und Gefühle unserer Mitmenschen und anderer Lebewesen bewusst zu werden und uns in Mitgefühl mit ihnen zu verbinden.

Es gibt ebenfalls eine Ausnahme, bei der Wut keine Projektion von Schuldgefühlen ist: Manchmal ist das Artikulieren von Wut erforderlich, um einem anderen bewusst werden zu lassen, dass er etwas Falsches getan, etwas Notwendiges unterlassen oder eine Grenze überschritten hat. Ein solcher kurzer Energiestoß kann einen Mitmenschen aufwecken und zur Ordnung rufen. Solche heilende Wut dauert meiner Beobachtung nach jedoch praktisch nie länger als höchstens 15 Sekunden. Wenn Wut länger dauert, gibt es sicherlich etwas zu erforschen, was wir uns und anderen vergeben können, um wieder frei und in Frieden zu sein.

Die kollektive Verbreitung von Wut und Ärger erzeugt ein gesellschaftliches Klima, das eher einem Schlachtfeld als einer Gemeinschaft ähnelt. Der Kampf ums Rechthaben und der Streit darum, wer an einer Misere schuld ist und wer das Opfer und wer der Täter ist, verewigt sich, wenn das Rechthaben für die Parteien wichtiger ist als ein Auskommen und eine Lösung zum Wohle aller. Zudem wird ständig unser grundlegendes Schuldgefühl aktiviert, wenn wir immer wieder Gegenstand des Ärgers anderer sind. Dieses wird genauso aktiviert, wenn wir selbst unseren Ärger an anderen auslassen, weil der Ärger selbst nur eine Projektion unseres Schuldgefühls ist, das wir durch unsere Projektion weiter verstärken, weil wir durch die Projektion der Schuld indirekt unserem Schuldgefühl Recht geben. Denn würden wir unserem Schuldgefühl nicht Recht geben, würden wir in der Lage sein, uns unsere gefühlte Schuld zu vergeben und diese dadurch auflösen, gäbe es keinen Grund mehr zu einer Projektion. Durch die Projektion unseres Schuldgefühls (also durch die Wut) demonstrieren wir uns selbst, dass wir an unsere eigene Schuld glauben. Und durch die Projektion fügen wir der gefühlten Schuld einen echten Fehler hinzu, unser Schuldgefühl an einem anderen ausgelassen zu haben. Die Erkenntnis, einen Fehler gemacht zu haben, kann Schamgefühle auslösen, die eine ähnliche Wirkung haben wie Schuldgefühle, und in ähnlicher Weise projiziert und zu Wut und Ärger verarbeitet werden.

Somit erzeugt auch das 9. Egoproblem einen in sich geschlossenen Ego-Teufelskreis. Scham- und Schuldgefühle erzeugen Wut und Ärger. Wut und Ärger verstärken die grundlegenden Scham- und Schuldgefühle weiter.

Selbstheilungskraft für die Schuldgefühle – (Selbst)Vergebung

Zum Funktionsbereich Innerstes Bewusstsein haben wir das Bedürfnis, uns unschuldig zu fühlen, erleben durch unser Ego jedoch eine zunehmende Verstrickung in Schuld- und Schamgefühle.

Lösungsdenken: Schuldgefühle spalten uns von uns selbst ab. Die Schuldprojektion bedeutet einen zweiten Schritt der Abspaltung. Dieser Vorgang der doppelten Abspaltung von uns selbst macht den Anfang jener Abspaltung von Bewusstseinsinhalten, die in der pathologischen Ausformung des 9. Ego-Teufelskreis' zur Schizophrenie führen kann. Das Urschuldgefühl über unsere Trennung von Gott ist das Schloss auf der Urillusion der Trennung von Gott. Die den neunten Ego-Teufelskreis bildende Projektion des Schuldgefühls war dann und ist immer wieder neu das Wegwerfen des Schlüssels zu diesem Schloss. Der Lösungsansatz für das 9. Egoproblem besteht also in der Frage: Wie kann ich die Projektion zurücknehmen und meine ursprüngliche kindliche Unschuld bewusst wiederherstellen?

Selbstvergebung: Wir können Geduld, Gleichmut, Akzeptanz, kindliche Unschuld und eine selbstvergebende und vergebende Haltung entwickeln, indem wir unser eigenes Schuldgefühl hinter unserer Zuweisung der Schuld an andere wahrnehmen und uns gezielt selbst vergeben. Letztlich rührt jede Unannehmlichkeit, jedes Ungemach, jede unangenehme, leidvolle oder schmerzhafte Erfahrung unser Urschuldgefühl an, dass wir das selbst verursacht haben und selbst schuld sind. Bei Kindern lässt sich das leicht sehen: Wenn sie etwas Schmerzhaftes erleben, zum Beispiel die Trennung ihrer Eltern, fühlen sie sich sofort schuldig dafür. In der Tiefe macht das jeder Mensch mit allen negativen Erfahrungen, die emotionalen Stress auslösen, auch wenn es unterbewusst stattfindet und wir es nicht mehr wahrnehmen können. Unser Stress kommt von unserem Schuldgefühl. Obwohl dieses Schuldgefühl in den meisten Fällen imaginär und unberechtigt ist, können wir es nur durch Selbstvergebung auflösen, so als wäre die Schuld real. – Wenn unser Schuldgefühl natürlich berechtigt ist, weil wir etwas Unrechtes getan haben – und sei es nur eine relative Kleinigkeit – müssen wir diese Sache in Ordnung bringen und integer vereinbaren, dass es nicht wieder geschieht. Dinge zu tun, von denen wir wissen, dass sie unrecht sind, macht das Auflösen unserer Schuldgefühle unmöglich, wenn wir die Dinge nicht zuvor in Ordnung bringen.

Unschuld und Selbsterkenntnis: Wenn wir diese Arbeit leisten, gewinnen wir unsere kindliche Unschuld bewusst zurück, entspannen zutiefst und erkennen uns in dieser Unschuld selbst. „Wenn wir so unschuldig werden wie die Kinder, werden wir das Himmelreich in uns erreichen“ heißt also, wenn wir unsere Unschuld bewusst herstellen können, erkennen wir uns selbst als die ewig lebende Seele, die wir sind, und erreichen damit das Himmelreich in uns. Vergebung und Selbstvergebung gehören unmittelbar zusammen. Wenn wir uns selbst nicht vergeben, bleibt unser grundlegendes Schuldgefühl erhalten und der Impuls unseres Egos, diese Schuld ego-teufelskreismäßig anderen zuzuweisen, kann jederzeit wieder aktiviert werden. Wenn wir anderen nicht vergeben, was sie uns angetan haben, halten wir an unserer Schuldzuweisung fest und bewahren uns dadurch unser grundlegendes Schuldgefühl darüber, dass uns diese Sache passiert ist. Menschen, die Ärger und Wut in uns auslösen oder uns ungeduldig machen, sind ein perfektes Lernfeld, um an unseren Schuldgefühlen arbeiten und sie durch Selbstvergebung auflösen zu können. Wenn möglich, wäre es ein riesiger Fortschritt, unsere ärgerlichen Gefühle dankbar anzunehmen und als Chance zur Selbstvergebung, Selbstreinigung und Selbsterkenntnis zu begreifen. Ohne die anderen kämen wir an unsere Schuldgefühle nicht ran. Ohne die Menschen, die unsere Knöpfe drücken, würden unsere Wut und unser Ärger weggepackt bleiben und die dahinterliegenden Schuldgefühle unauflösbar sein. Gerade die Menschen, die uns wütend machen, weisen uns auf uns selbst hin. Wenn wir die geistige Disziplin aufbringen, uns daran zu erinnern, dass die Ursache jeder Verstimmung, jedes Ärgers, jeder Wut in uns liegt, und nicht in dem Menschen, der dies in uns auslöst, und lernen, unsere Schuldgefühle zu erkennen und uns selbst zu vergeben, können wir das 9. Egoproblem und den resultierenden Ego-Teufelskreis nach und nach an der Wurzel auflösen. Es ist als würden wir Wellenreiten lernen und jede Woge (des Ärgers), die in uns ausgelöst wird, glatt ausbalancieren. Durch diese Arbeit können wir lernen, auf unserem eigenen Ego rumzutanzen und die Kräfteverhältnisse damit umkehren. Sonst tanzt unser Ego nämlich immer auf unserer Nase herum.

In der vedischen Tradition Indiens wird die 9. Selbstheilungskraft von Shiva symbolisiert. Shiva wird auch als Nataraj bezeichnet, der Herr des Tanzes. Durch eine richtig unterscheidende Selbstvergebungsarbeit sind wir Nataraj und tanzen auf unserem eigenen Ego, das uns nicht mehr unterkriegt. Ursprünglich ist die Ego-Neunheit von innen nach außen aus dem Schuldgefühl heraus entstanden. Außerdem besteht auch die Arbeit zur Auflösung unserer unterbewussten Programme aus der Vergebung und Selbstvergebung der durch unser Anderssein ausgelösten Schuldgefühle.

Daher ist die 9. Selbstheilungskraft geeignet, unsere unterbewussten Programme und die gesamte Ego-Neunheit in uns aufzulösen und ist die wichtigste Selbstheilungskraft zum Auflösen von Ego. Shiva ist der mit Abstand wichtigste Gott der Dreiheit Brahma, Vishnu, Shiva.

Wie sieht Selbstvergebung praktisch aus? Selbstvergebung bedeutet, dass wir uns selbst und alle Aspekte in unserem Leben bewusst annehmen. Heilung besteht letztlich darin, unsere gesamte Vergangenheit und alles, was zu unserem Leben gehört, anzuschauen, Frieden damit zu finden und uns selbst mir allem anzunehmen und zu bejahen. Wenn wir ganz im Reinen sind mit uns selbst und den Menschen in unserem Leben, sind wir ganz und heil. Ein vollständiges Anschauen und Annehmen unserer Probleme und Einschränkungen löst paradoxerweise jene Erlösung und Heilung aus, die unser Sein ins Fließen bringt und uns befähigt, über unsere Einschränkungen hinauszugehen.

Wenn wir Mut und Selbstbewusstsein entwickeln und unsere selbstlose Liebe und unser Mitgefühl wachsen, ist dies wichtig und sehr notwendig für unsere Heilung und die Heilung der Welt, aber es ist noch nicht ganz ausreichend, unser Ego völlig aufzulösen. Wenn wir unsere Schuldgefühle hinter unserem Ärger wahrnehmen und vergeben können, können wir Wut und Ärger und damit letztlich unser Ego auflösen und befreien damit auch unser Herz und unsere Liebesfähigkeit. Unsere 8. Selbstheilungskraft kann das 8. Egoproblem und die meisten anderen lösen. Unsere 9. Selbstheilungskraft kann alle unsere Egoprobleme lösen. Daher ist „Shiva" noch wichtiger und sogar noch größer als „Vishnu".

Wie erwähnt, ist die 9. Selbstheilungskraft geeignet, die gesamte Ego-Neunheit aufzulösen. Die Ego-Neunheit wird vom geistigen Ende her von unseren Schuldgefühlen über unsere Trennung von Gott und vom materiellen Ende her von unseren Mangelgefühlen erzeugt. Die Tätigkeit der neun Ego-Teufelskreise in unserem Bewusstsein können wir wahrnehmen und durch Lösen der zugrunde liegenden Egoprobleme verringern. Da unser Ego selbst noch weiter innen liegt als auch die innerste der neun Funktionsbereiche, gibt es keine direkte Möglichkeit, das Ego selbst aufzulösen. Wir können nur versuchen, es seiner Diener (der neun Ego-Teufelskreise) zu berauben und dann auf die göttliche Gnade hoffen, uns auch von unserem Ego zu befreien. Die Hinwendung zu Gott wie ein Kleinkind zu seiner Mutter ist auf dem Weg zurück zu uns selbst unerlässlich. Wir brauchen wirklich und ganz praktisch Gottes Hilfe und wir brauchen es, Gott anhaltend darum zu bitten. Solange unser Ego existiert, ist es auch in der Lage, die neun Ego-Teufelskreise immer wieder neu zu aktivieren. Die Wachsamkeit gegenüber den Regungen unseres Egos darf also nie nachlassen, wenn wir es auflösen wollen.

Im Umgang mit Schuldgefühlen und Wut ist es unerlässlich, dass wir lernen, uns und anderen zu vergeben, um auch die Neigung zu Wut und Ärger aufzulösen.

Tabus und ‚Mit dem Finger auf andere zeigen'

Wir leben in einer Zeit der Zuspitzung: Die Menschheit ist seit Jahrhunderten Kräften ausgesetzt, die sie aus dem Verborgenen heraus für ihre egoistischen Zwecke steuern. Es sind die Menschen, die das Geld kontrollieren, die auch die Menschheit steuern. Über ihren weitreichenden Einfluss haben sie es zu einem massiven Tabu für die Gesellschaften gemacht, ihr Vorhandensein auch nur zu erwähnen. Es ist ihnen gelungen, alle Hinweise auf ihr Vorhandensein und ihre Machenschaften als Verschwörungstheorien abzutun. Dennoch wachen heute immer mehr Menschen auf und durchschauen das Spiel. In diesem Prozess sind zwei Dinge wichtig: 1) Die uns auferlegten Denktabus zu durchbrechen, so dass wir die Zustände auf Erden sehen können, wie sie sind. Und 2) Verantwortung für die Umsetzung der Lösungen zu übernehmen und nicht unsere Zeit damit zu verschwenden, dass wir mehr als nötig mit dem Finger auf jene zeigen, die die meisten Missstände verursacht haben. Wir nehmen ihnen nicht ihre destruktive Macht weg, indem wir mit dem Finger auf sie zeigen. Diese Menschen sind auch ein Spiegel, der auf Anteile in unser aller Bewusstsein hindeutet, durch die wir ihr böses Spiel zugelassen haben. Ohne die Schatten in uns hätten wir ihre Machenschaften im Außen längst wahrgenommen. Wir nehmen ihnen ihre destruktive Macht weg, indem wir unsere Anteile an den Problemen auflösen und Verantwortung für die Schaffung der erforderlichen Lösungen übernehmen und lernen, diese mit der richtigen Haltung durchzusetzen. Auf diese richtige Haltung gehen wir weiter unten, am Ende der Betrachtungen zu den fünf Archetypen näher ein.

Der Teufel mit den drei goldenen Haaren

Dieses Märchen beschäftigt sich mit dem Teufelskreis der Schuldgefühle. Der Teufel in diesem Märchen symbolisiert genau diesen 9. Teufelskreis. Er wird immer wütend, kennt aber auch die Lösungen der Probleme, nach denen das Glückskind sucht. Gerade in unserem innersten Bewusstsein, der innersten der neun Schalen unseres Seins, ist alles Wissen enthalten, das wir zu unserer Befreiung von allem Übel brauchen. Es geht dabei um die Rücknahme unserer Schuldprojektion und Auflösung unserer Wut. Vor allem das Glückskind in diesem Märchen erinnert mich wie kein anderes Märchen an Deutschland und die Deutschen. Die konkreten Inhalte und weltlichen Bezüge des Märchens beschäftigen uns dann in Band 5.

Gleichmut und Meditation

Ein wichtiges Leitprinzip für unsere spirituellen Selbstheilungskräfte ist der Gleichmut. In allen Situationen des Lebens, den angenehmen wie unangenehmen, den gleichen Gemütszustand zu wahren, uns weder von Problemen und möglichen Gefahren beunruhigen noch von Erfolgen euphorisieren zu lassen, ist eine hervorragende Grundlage, glücklich zu sein und Mitgefühl und Vergebung zu entwickeln.

Unser Gleichmut hängt von unserem inneren Gleichgewicht ab. Alle neun Ego-Teufelskreise können unsere Gedanken aufwühlen und negativ stimmen, was im Gegenzug unsere negativen Gefühle verstärken kann. Meditation und spirituelle Übungen dienen dazu, diese Gedankentätigkeit zur Stille zu führen, bzw. auf einen Punkt, einen positiven Gedanken zu fokussieren, wodurch stark erleichtert wird, negative Gedanken aufzulösen. Wenn wir in unserem Sein Stille und Konzentration herbeiführen können, hat unser wahres Selbst den Raum, des es braucht, um aufzuleuchten.

Der spirituelle Geist ist die älteste Ebene unseres Geistes

Unser energetischer Geist erwacht im 1.-3. Lebensjahr und unser mentaler Geist etwa im 4.-6. Lebensjahr. Unser spiritueller Geist ist schon bei der Geburt vollständig aktiv. Ein Neugeborenes kennt schon Traurigkeit, Angst und Zorn. Es strahlt – wenn es geliebt wird – jedoch meistens Freude, Liebe und Unschuld aus. Wir nehmen unschuldige Liebe mit in dieses Leben. Mit der Ausreifung der Ebenen unseres Geists und durch die damit verbundene zunehmende automatische Aktivität der neun Ego-Teufelskreise in unserem Sein verlieren wir sie wieder. Es ist also nicht die böse Gesellschaft und es sind nicht die bösen Erwachsenen, die verursachen, dass uns im Laufe der Kindheit unsere kindliche Unschuld verlorengeht. Es ist unser eigenes Ego, dass wir über viele Leben entwickelt haben, das im Laufe der Kindheit wieder aktiviert wird, das uns unsere kindliche Unschuld raubt. Es ist nicht hilfreich, wenn sich Eltern Schuldgefühle für die Probleme ihrer Kinder machen, die sie durch ihr Verhalten vielleicht mit ausgelöst, jedoch nicht verursacht haben.

Für uns als Erwachsene ist es die Aufgabe, genau jene verlorene unschuldige Liebe wiederzufinden und erneut und diesmal bewusst zu erleben.

Abgesehen von unseren spirituellen Ego-Teufelskreisen und Selbstheilungskräften enthält unser spiritueller Geist auch einerseits unser geistiges Unterbewusstsein und bietet andererseits in der Kombination mit der Funktion unseres Gehirns als Empfangsgerät für höheres Wissen den Zugang zu unserem höheren Wissen, zu unserem Überbewusstsein. Dieses kommt zum einen von unserer Seele und damit quasi direkt von Gott und zum anderen aus abgespeicherten Erfahrungen und Weisheiten früherer Lebzeiten. Unser spiritueller Geist kann Wissen höher entwickelter Seelen aufnehmen, mit denen wir auf dieser Ebene in Verbindung stehen. Insgesamt enthält unser spiritueller Geist damit also auch unser Überbewusstsein, dessen Weisheit wir uns vor allem durch Meditation und spirituelle Übungen nutzbar machen können. Diese dienen also mehr als nur einem Zweck.

In Verbindung mit unserem energetischen Geist ist unser spiritueller Geist der Ausgangspunkt für das Erleben und Ausdrücken purer Lebensfreude und Energie. Diese zu erleben und ausdrücken, ist ein wichtiger Bestandteil des Weges zurück zu unserem wahren Selbst. Ohne das Erfahren und Ausdrücken purer Lebensfreude kann der Weg leicht zu mühselig und schwer werden.

Die fünf Archetypen in der Neunheit

Hier, am Ende der detaillierten Betrachtungen zu den neun Funktionsbereichen der menschlichen Psyche ist der richtige Platz, mit der bereits angekündigte Betrachtung der fünf Archetypen und ihrem Vergleich zur Neunheit fortzufahren. Jedes durch die Aktivität unseres Egos entstehende Ungleichgewicht in auch nur einem einzigen der Funktionsbereiche unseres Seins kann auch das Ego in den anderen acht Funktionsbereiche aktivieren und diese damit ins Ungleichgewicht versetzen.

Mit Hilfe der fünf Archetypen lässt sich nun das Gleichgewicht beschreiben, das es zwischen den Selbstheilungskräften der neun Funktionsbereiche unseres Seins braucht, damit wir in unserer Kraft und Mitte bleiben und eine positive Kraft im Leben unserer Mitmenschen sein können. Die folgenden vergleichenden Betrachtungen werfen mit Hilfe der Neunheit sowohl Licht auf die fünf Archetypen als auch mit Hilfe der fünf Archetypen Licht auf die Neunheit, so dass beides aus dieser Perspektive deutlicher wird.

Tragen wir die Neunheit unserer Selbstheilungskräfte in eine Tabelle mit drei Spalten ein, in denen diese Neun die Kinder der Mutter und des Vaters sind, die unsere Seele geschaffen haben, so sieht diese wie folgt aus:

Mutter	**Vater**	**Kind**
Großzügigkeit	Gewaltlose Durchsetzungsfähigkeit	Selbstlos Teilen
Möglichkeiten erfinden	Integrität	Demut, selbstloses Dienen
Mut & Mitgefühl	(Selbst)Vergebung	
	Unterscheidungsvermögen	Selbstlos glücklich sein

Die Spalte, in der dreimal das Wort selbstlos vorkommt, ist die Kind-Spalte im Sinne dessen, was unser Sein und Bewusstsein im Leben hervorbringt. Wenn wir unsere weiblichen Selbstheilungskräfte in der Spalte Mutter und unsere männlichen Selbstheilungskräfte in der Spalte Vater im Gleichgewicht halten, können wir auch jene unschuldige Selbstlosigkeit entwickeln, die uns zu wahren Kindern Gottes macht.

Es sind die sechs Selbstheilungskräfte in den Spalten Mutter und Vater, die wir für unser Gleichgewicht brauchen und nun unmittelbar mit den fünf Archetypen vergleichen können. Die meisten Leser werden das Pentagramm von Leonardo da Vinci kennen, bei dem die beiden Beine in den beiden Strahlen nach unten stehen, die beiden Arme in die beiden Strahlen nach links und rechts ausgestreckt sind und der Kopf in Richtung des Strahls nach oben weist.

Der Kopf ist Sitz unseres mentalen Geists und symbolisiert den Archetyp des Königs/Herrschers. Dieser symbolisiert die Entscheidungen, die wir treffen, und die Richtung, in die wir unser Leben führen. Mit den beiden Armen setzen wir unsere Energie in die Handlungen in unserem Leben um. Sie lassen sich den Selbstheilungskräften des energetischen Geists zuordnen. Archetypisch steht der linke Arm für „Die Liebenden" und der rechte Arm für „Den Krieger". Die Liebenden symbolisieren einen liebevollen und wohlwollenden Austausch mit anderen. Zum Austausch gehören immer zwei, daher der Plural „Die Liebenden". Der Krieger symbolisiert unsere Fähigkeit, für das eintreten zu können, was gut und gerecht ist.

Mit den beiden Beinen stehen wir als die Seele, die wir sind, fest in diesem Leben und auf der Erde. Diese zweifache feste Verankerung unseres Seins in der irdischen Existenz lässt sich den Selbstheilungskräften unseres spirituellen Geists zuordnen. Archetypisch steht das linke Bein für „Die Große Mutter“ und das rechte Bein für „Den Magier“. Die Große Mutter symbolisiert jene selbstlose Liebe und jenes Mitgefühl, das unsere Seele in der irdischen Existenz ernährt. Der Magier symbolisiert unsere Fähigkeit zur Erkenntnis und Selbsterkenntnis als die Person, die wir in Wahrheit sind, unsere Fähigkeit, Illusionen und Täuschungen zu durchdringen und uns selbst zu verwirklichen.

Im mentalen Geist verfügen wir nun also über unsere Selbstheilungskräfte des Erfindens von Möglichkeiten und Entwickelns von Souveränität sowie unserer Integrität. Der archetypische Herrscher, die Entscheidungen und Richtungsführung in unserem Leben, entspricht also unserer Souveränität und Integrität im Leben, die wir beide für unsere freie Entfaltung brauchen. Ohne Integrität verlieren wir unsere Souveränität, weil wir ohne Integrität irgendwann zur Ordnung gezwungen werden. Der Zwang zerstört unsere Souveränität. Ohne Souveränität macht uns unsere Integrität zu braven Untertanen der Macht anderer. Wenn wir beides opfern, begeben wir uns auf eine Stufe unterhalb der von Tieren. Wenn wir eine positive Kraft im Leben unserer Mitmenschen sein wollen, darf unser Bemühen um Souveränität und Integrität niemals aufhören.

Im energetischen Geist verfügen wir also über unsere Selbstheilungskräfte der Großzügigkeit und der gewaltlosen Durchsetzungsfähigkeit. Die archetypischen „Liebenden“ entsprechen also unserer Selbstheilungskraft der Großzügigkeit. Es ist unsere Großzügigkeit, durch die der Austausch mit anderen liebevoll und wohlwollend gestimmt wird. Der archetypische „Krieger“ entspricht unserer Selbstheilungskraft der gewaltlosen Durchsetzungsfähigkeit für gerechte Anliegen. Wenn wir sehr großzügig sind, ohne über eine angemessen Fähigkeit zur gewaltlosen Durchsetzung zu verfügen, bedienen wir das Ego anderer und werden von ihnen ausgenutzt. Dadurch verlieren wir dann auch unsere Großzügigkeit. Wenn wir über die Fähigkeit zur gewaltlosen Durchsetzung verfügen, aber uns nicht großzügig zeigen, werden wir zu egoistisch. Durch unseren Egoismus verlieren wir dann auch die Fähigkeit zur Gewaltlosigkeit. Wir können das Gleichgewicht und die Gerechtigkeit in der Welt also nur herbeiführen und bewahren, wenn Großzügigkeit und gewaltlose Durchsetzungsfähigkeit im Gleichgewicht sind. Dies gilt für uns selbst, für unsere Beziehung zu unseren Mitmenschen und für die gesamte gesellschaftliche Ordnung. In allen Bereichen brauchen wir dieses innere und äußere Gleichgewicht, um in einer gerechten Welt leben zu können, die im Gleichgewicht ist.

Im spirituellen Geist verfügen wir nun über unsere Selbstheilungskräfte von Liebe, Mitgefühl & Mut, sowie von (Selbst)Vergebung, Selbsterkenntnis & Unterscheidungsfähigkeit. Die archetypische „Große Mutter" entspricht Liebe, Mitgefühl & Mut. Durch diese Eigenschaft nähren wir unsere Seele und die Seele unserer Mitmenschen. Die Große Mutter ist die große Ernährerin unseres Seins. Der archetypische „Magier" entspricht (Selbst)Vergebung, Selbsterkenntnis & Unterscheidungsfähigkeit. Durch diese Eigenschaften befreien wir uns von den Unreinheiten in unserem Bewusstsein und erkennen uns selbst in der kindlichen Unschuld, die wir entwickeln. Wenn wir Liebe, Mitgefühl & Mut leben, aber uns fehlen die nötige (Selbst)Vergebung, Selbsterkenntnis & Unterscheidungsfähigkeit, wird unsere Liebe unreif, unrein und egoistisch, vor allem in Reaktion auf Verletzungen durch andere, und geht uns durch unser Ego schließlich verloren. Wenn wir (Selbst)Vergebung, Selbsterkenntnis & Unterscheidungsfähigkeit leben und uns fehlt es an Liebe, Mitgefühl & Mut, wird unser Leben vor lauter Weisheit trocken und freudlos, weil wir vergessen, dass wir in erster Linie Liebe sind, so dass wir auch unsere kindliche Unschuld verlieren und trotz aller Weisheit egoistisch werden. Um eine Kraft für das Gute in der Welt sein zu können, brauchen wir also auch auf der spirituellen Ebene das Gleichgewicht zwischen Liebe & Mut einerseits und Erkenntnis und Weisheit andererseits.

Rechte und linke Politik

Mit dem Archetypenmodell können wir ziemlich schnell sehen, in welchem Bereich unseres Lebens ein Ungleichgewicht entstanden ist, so dass wir die entsprechenden Selbstheilungskräfte aktivieren oder uns zu ihrer Stärkung Hilfe holen können. Das gilt für die persönliche und auch für die gesellschaftliche Ebene.

Schauen wir uns also den „linken Arm" der „Liebenden", die unsere Großzügigkeit im Leben symbolisieren, und den „rechten Arm" des „Kriegers", der unsere Fähigkeit der gewaltlosen Durchsetzung gerechter Anliegen symbolisiert, auf gesellschaftlicher Ebene an. Linke Politik beabsichtigt ja die großzügige Versorgung aller, so dass niemand unter Armut leiden muss. Rechte Politik beabsichtigt die Verhinderung des Missbrauchs sozialer Versorgung, der durch linke Politik leicht stattfinden kann. Linke Politik wird linksradikal, wenn das Bestreben, den Missbrauch zu verhindern, von vorneherein als rechtsradikal verdammt und verurteilt wird. Linksradikale Politik führt dann dazu, dass die Selbstschutzfunktionen einer Gesellschaft zerstört werden und die gesamte Gesellschaft in der Folge den stärksten Interessenvertretern, also den Interessen der Reichsten wehrlos ausgeliefert ist. Paradoxerweise dient linksradikale Politik also den Reichsten, der Hochfinanz und den großen Konzernen, also genau denen, gegen die die Linkradikalen angeblich sind. Kein Wunder, dass die Lobbys der Konzerne auch linksradikale Parteien so massiv mit Spenden unterstützen. Rechte Politik wird rechtsradikal, wenn die eigenen Interessen radikal auch unter Inkaufnahme sozialer Ungerechtigkeiten durchgesetzt werden. Damit dienen sowohl eine linksradikale als auch eine rechtsradikale Politik einem Ungleichgewicht, von dem am Ende nur die Reichsten und wirtschaftlich Stärksten auf Kosten des gesamten Rests der Gesellschaft profitieren. Eine gerechte Politik muss sowohl links als auch rechts sein, und zwar im Gleichgewicht der beiden, darf also weder linksradikale noch rechtsradikale Auswüchse zulassen. In der aktuellen Zuwanderungskrise durch Millionen von kulturfremden Ausländern ist leicht zu erkennen, dass die offizielle Politik der west- und mitteleuropäischen Staaten zunehmend linksradikal ist, egal ob es sich dabei um sozialdemokratische, sozialistische, kommunistische, grüne oder bürgerliche Regierungen und Parteien handeln, weil alle die völlig berechtigten und legitimen Selbstschutzbemühungen zur Eindämmung und Rückgängigmachung der Zuwanderung in den westlichen Gesellschaften als rechts ächten. Diese linke Politik der westlichen Gesellschaften zerstört uns am Ende, so dass auch unsere Ressourcen zu sozialer Politik zerstört werden. Das heißt, diese linke Politik ist extrem asozial und gegen die Interessen des kleinen Mannes gerichtet. Unsere berechtigten nationalen Interessen zu verteidigen, ist im Sinne des Links-Rechts-Gleichgewichts rechts, ja, aber nicht rechtsradikal, sondern legitim rechts, wenn die eigene Nation und Heimat auf gewaltfreie und menschliche Weise vor Missbrauch beschützt wird. Die meisten Zuwanderer kommen nicht, weil sie in der Heimat von Folter oder Tod bedroht sind, sondern wegen unserer Sozialleistungen, wegen unserer linken Politik in Europa. Ein Beharren auf dieser Politik zerstört unsere Selbstbewahrungsfähigkeit und führt in unseren Untergang. Zum Glück wehren sich die Völker immer mehr, in Osteuropa schon mehr als im Westen, und haben längst die Wichtigkeit verstanden, ihre berechtige Gegenwehr gegen den Missbrauch unserer Sozialsysteme durch unberechtigte Zuwanderung gewaltlos zu gestalten. Wenn wir dieses Links-Rechts-Gleichgewicht als Gesellschaft finden, werden wir auch unsere Kultur, Identität und Heimat beschützen und bewahren können.

Damit sind die Kapitel 2-4 mit ihren Betrachtungen der neun Funktionsbereiche abgeschlossen.

Zusammenfassung der ersten vier Kapitel

In den bisherigen Kapiteln haben wir gezeigt, dass der menschliche Geist aus drei Ebenen aufgebaut ist. Unser physischer Körper dient als Träger für die drei Ebenen unseres Seins, sowie für unser wahres Sein und unser Ego. Die drei Ebenen unseres Seins lassen sich jeweils in drei Funktionsbereiche unterteilen. Somit besteht unser Sein insgesamt aus neun Funktionsbereichen.

Unser Ego erzeugt in jedem dieser Funktionsbereiche ein spezielles Problem, das es durch Einengung, Kompensation und Projektion ständig teufelskreisartig verschlimmert, solange wir der Lösungsstrategie unseres Egos folgen und ihr nicht bewusst genug gegensteuern. Unser wahres Sein stellt für unsere neun Egoprobleme geeignete Selbstheilungskräfte bereit, durch deren systematische, bewusste und gewohnheitsmäßige Nutzung wir den neun Ego-Teufelskreisen in unserem Sein gegensteuern können.

Eine gute Erziehung fürs Leben ist letztlich nichts anderes, als Kindern und Jugendlichen die Selbstheilungskräfte für unsere neun Egoprobleme authentisch vorzuleben und sie ihnen so zu vermitteln, dass sie sie annehmen und für sich und ihr Leben übernehmen können.

Abschliessende Betrachtungen zu Seele, Ego & dem Sinn des Lebens

Seit dem Anfang erschafft die Schöpferin ihre Seelen (unser wahres Sein) wie Samen ihrer Selbst, die wachsen und nach Äonen von Zeitaltern ihr gleich werden können, ähnlich wie eine Eiche Eicheln hervorbringt, die auf den Boden fallen und dann selbst über einen sehr langen Zeitraum zu Eichen heranwachsen können. So kann aus einer Eiche ein Eichenwald werden und so konnte aus der Schöpferin eine Vielfalt des Schöpferbewusstseins entstehen. Um Variationen zu schaffen wie in einer schönen Musik, gab die Schöpferin uns einen freien Willen. Man könnte mit anderen Worten auch sagen, die Schöpferin schuf die Dualität, denn der freie Wille impliziert die Möglichkeit, zwischen zwei Dingen zu wählen. Die Schöpferin schuf als Geschenk für ihre „Kinder" also den freien Willen und damit die Dualität. Sie schuf jedoch nicht das Ego, sondern legte nur die Möglichkeit dafür offen. Wir, nicht notwendigerweise alle, aber im Wesentlichen jene Seelen, die eine physische Gestalt annehmen, haben das Geschenk der Schöpferin genutzt, uns ein Ego zu schaffen, weil Ego das einzige ist, was die Schöpferin nicht geschaffen hat, und weil wir etwas wollten, was die Schöpferin nicht geschaffen hat, etwas, das wir ganz allein geschaffen haben.

Die Schöpferin und ihre Seelen können wir uns als Licht, reines Bewusstsein, Liebe, Vergebung, Glückseligkeit etc. vorstellen.

Wir wollten irgendwann aber, dass es auch die Negation von alledem geben sollte, also eine Abkapselung von alledem, ein „Sein" ohne alles das, was die Schöpferin ist. Wir wollten eine Abkapselung, die entsteht und sich aufrechterhält durch Dunkelheit, durch Schuldgefühle, Schuldprojektion, Rechthaben und Nichtvergebung, durch Angst, Schrecken, Sinnlosigkeit, Leid und Schmerz usw. Diese Dinge sind nicht unbedingt wünschenswert und die Schöpferin hat sie nicht geschaffen. Daher will unser Ego sie. Ohne sie würde unser Ego nicht existieren. – Gleichzeitig will unser Ego sie nicht, weil es das selbstgeschaffene Leid nicht will. Es will auch nur das Beste für sich selbst. Das ist sein Dilemma.

Unser wahres Sein und unser Ego sind also deshalb vollständig unvereinbar, weil wir uns durch unser Ego von Anfang an als Abkapselung von der Schöpferin definiert haben. Das Ego ist nichts anderes als eine Abkapselung von dem, was unser wahres Sein ausmacht. Wenn diese Abkapselung endet, löst sich unser Ego auf. Wenn wir in einem dunklen Raum ein Licht anzünden, verschwindet die Dunkelheit und es gibt dort nur noch das Licht. Wir können nicht unserem wahren Sein/Gott und unserem Ego dienen. Wir können nicht Gott und unser Ego wählen. Es geht immer nur entweder oder. Das ist das Wesen des freien Willens und das Wesen der Dualität. Die Wahl zwischen Gott und Ego ist sogar die einzige wichtige Wahl, die wir ständig treffen. Dass wir überhaupt jemals Ego wählen, liegt an unserer Unwissenheit darüber, wer wir eigentlich sind. Seitdem unsere Seele unser Ego geschaffen hat, verwehrt uns unser Ego den Zugang zu unserem wahren Sein, wann immer wir Ego wählen. Wir sind instinktiv und automatisch mehr mit unserem Ego identifiziert als mit unserem wahren Sein. Und dadurch ist es fast – und zum Glück nur fast – unmöglich, unser Ego wieder aufzulösen. Gelingt es uns dennoch, unsere Unwissenheit in Wissen um unser wahres Sein zu verwandeln, werden wir immer Gott wählen. Solange wir noch irgendeine Form von Leid erfahren, zeigen wir uns damit selbst, dass wir noch zu unwissend sind und Ego wählen.

Von der Ebene des Egos gesehen, ist es vollkommen sinnlos, dass wir uns jemals diese Illusion geschaffen haben, von unserer Schöpferin getrennt zu sein. Unsere Schöpferin hat diese Entwicklung jedoch zugelassen.

Ohne höheren Sinn und Segen hätte sie all dieses selbstgeschaffene Leid nie zugelassen. Worin besteht also dieser höhere Sinn und Segen?

Wenn wir ein Kerzenlicht vor die Sonne halten, können wir es nicht als eigenes Licht erkennen, weil das Licht der Kerze und der Sonne gleich ist. Nur wenn wir im Dunkeln eine Kerze anmachen, können wir die Form, Natur und Helligkeit des Kerzenlichts genau erkennen und seine Schönheit würdigen. Unser wahres Sein wählt also die Erfahrung des Dunkels, das unser Ego erzeugt, um vor dem Hintergrund und durch die Erfahrung dieses Dunkels uns selbst als das wahre Sein, das wir sind, erkennen zu können. Wenn wir das Dunkel erfahren haben und uns bewusst geworden sind, dass wir eine freie Wahl haben, können wir das Licht wählen und als unser wahres Selbst erkennen. Sobald wir dieses Bewusstsein, das Licht in uns wählen zu können, realisiert haben, können wir jede Erfahrung von Dunkelheit dazu nutzen, uns rasch wieder zurück zu bewegen und uns voranzubringen auf dem Weg zu unserem wahren Selbst. Wir werden zu ‚Nataraj': Wir lernen, auf unserem eigenen Ego herumzutanzen. Durch die Erfahrung des von unserem Ego geschaffenen Dunkels gewinnen wir letztendlich also nicht nur die Erfahrung unseres wahren Selbst – das wir ja nie hätten verlassen müssen – sondern auch die Stärke, unser wahres Selbst auch im Angesicht des Dunkels zu erfahren, das wir nun nicht mehr wählen, weil wir uns selbst jetzt genau kennen. Letztlich werden wir so stark, dass um uns herum die Hölle los sein kann, und in uns ist höchster Friede und Glückseligkeit, so wie Jesus es sogar bei seiner Folterung und Kreuzigung konnte. Um diese Stärke und Größe zu entwickeln, wählt unser wahres Sein die vorübergehende Erfahrung eines von Ego geschaffenen Dunkels.

Um im Bild des Eichenwaldes zu bleiben: Solange wir als Mensch noch ein Ego haben und Leid erfahren, sind wir noch eine Eichel, eine Eichel, die noch nicht unter die Erde gegangen ist. Eine Eichel kann erst anfangen, zu einer Eiche heranzuwachsen, wenn sie unter die Erde geht. Sie muss also ihre individuelle Existenz als Eichel aufgeben, um zu etwas viel, viel, viel Größerem zu werden. Genauso fängt unser Weg zur Göttlichkeit erst richtig an, nachdem wir uns vollständig von unserem Ego befreit haben. Gelingt uns dies, haben wir ein äonenlanges Leben in glückseliger Einheit mit Gott vor uns, in dem wir nach und nach hinwachsen zu unserer Schöpferin.

Wir haben im Zuge der Kapitel 2 – 4 gesehen, dass alle Formen der Negativität, alle Ausformungen psychischen Leids und alle denkbaren

psychischen Erkrankungen schlicht als Variationen unseres Egos und als nichts sonst erklärbar sind.
Seele und Ego sind wie in der Digitaltechnik: Es gibt nur die 1 und die 0, wobei die 0 hier nicht für Gott steht, sondern für das Nicht-Sein.
1 = Gott, Seele (unser wahres Sein), alles das, was ewig ist und damit das einzige ist, was essentiell ist
1 v 0 = Dualität oder freier Wille, Wahlfreiheit (von der Schöpferin geschaffen)
0 = Ego (warum sollte die Schöpferin ein Nicht-Sein erschaffen? unser Ego ist daher von uns selbst geschaffen, um die Erfahrung von Dunkelheit zu machen; unsere Schöpferin wollte dieses Leid nie, lässt uns jedoch darin, damit wir letztlich zu einer stärkeren Erfahrung unseres wahren Seins kommen)
1 ^ 0 = beides gleichzeitig ist nicht möglich, gibt es nicht, da sich gut und böse ausschließen und das Böse niemals mit dem Guten gleichwertig sein kann.

Aus Sicht unseres wahren Seins besteht die einzige vorübergehende Daseinsberechtigung unseres Egos also darin, dass wir lernen, ohne jede Verstrickung in Leid in der Dualität zu leben. Sobald wir gelernt haben, immer, in jedem Augenblick und in allen Lebenssituation Gott, unser wahres Sein in uns zu wählen, fällt unser Ego von uns ab. Jetzt kennen wir unser wahres Sein so gut, dass die Machenschaften und Versprechungen eines Egos keinerlei Verlockung oder Versuchung mehr mit sich bringen.

Unsere Seele und unser Ego gemäß der obigen Definition haben gemeinsam, dass beide so fein sind, dass nicht zu sagen ist, was sie eigentlich sind. Was können wir also über die beiden sagen?

Das Problem ist, dass Seele und Ego die Ursache unserer Menschwerdung sind und als solches selbst keiner konkreten Betrachtung unterzogen werden können, zu einer vollständigen Anatomie des Geistes jedoch dazu gehören. Letztlich kann der Zweck, den die Anatomie des Geistes für unser Leben erfüllt, nur durch diese Ursache deutlich werden. Der Zweck der Anatomie des Geistes besteht im Sichtbarmachen, Erfahren und Wachsen der Kräfte unserer Seele und im Auflösen unseres Egos. Unser Ego ist die Negation unseres Seins auf Seelenebene. Daher müssen unsere Seele und unser Ego in die Betrachtung mit einbezogen werden, obwohl wir sie als solches direkt nicht wahrnehmen können.

Für die Betrachtung von Seele und Ego zum Zwecke der Anatomie des Geistes hilfreich sind an dieser Stelle zwei Aussagen.

Aussage 1 kommt aus den alten indischen Weisheitsschriften, die sinngemäß sagen: „Die Schöpferin und die Schöpfung sind eins."
Aussage 2 ist von Jesus Christus und besagt sinngemäß: „An ihren Früchten könnt ihr sie erkennen."

Nimmt man die beiden Aussagen zusammen, heißt das: Aus der richtigen Beobachtung und Erkenntnis der Schöpfung lässt sich das Wesen der Schöpferin ableiten. An ihrer Schöpfung können wir die Schöpferin erkennen.

Die vier Hüllen unserer Seele existieren alle in der Dualität. Während unser physischer Körper ein reiner Träger für unser Sein ist, sind die drei Ebenen unseres Seins jener Raum, in dem Seele und Ego wirken und sich zum Ausdruck bringen. Beide können in jeder der Ebenen ihre eigene Dynamik entwickeln und sich soweit zum Ausdruck bringen, wie der andere dies zulässt, abhängig von der Wahl, die wir in fast jedem Moment unseres Lebens immer wieder treffen, ob wir unser Ego-Sein oder unser wahres Sein wählen, ob wir unsere Probleme ego-teufelskreismäßig verarbeiten oder bewusst unsere Selbstheilungskräfte aktivieren.

Durch Wasser in der Luft und durch Lichtstrahlen werden die Farben des Regenbogens sichtbar. Durch das Zusammenspiel der drei Elemente Feuer (im Licht), Luft und Wasser wird also die Vielfalt der im Licht enthaltenen Farben sichtbar, die sonst verborgen blieben. Die Erde, über die sich ein Regenbogen spannt, stellt nur eine Bühne für die drei anderen Elemente dar.

So wie nur Feuer, Luft und Wasser direkt an der Erzeugung des Regenbogens beteiligt sind, so werden in unserem spirituellen, mentalen und energetischen Geist die Kräfte sichtbar, die in unserem wahren Sein (oder aber in unserem Ego) enthalten sind und sonst unsichtbar, ungreifbar und unerfahrbar für uns blieben.

An dem, was sich auf den drei Ebenen unseres Geists abspielt, können wir letztlich das Wesen unseres wahren Seins (unserer Seele) und das Wesen unseres Egos erkennen und erfahren, jene beiden Bewohner unserer vier Hüllen, über die selbst wir sonst keine nachprüfbare Aussage machen können.

Gott, seine Seelen und deren spiritueller Geist sind ewig. Die übrigen Schöpfungen der Schöpferin sowie unsere eigenen Schöpfungen inklusive unseres Egos sind alle vergänglich.

Die mentale Welt, die energetische Welt und das physische Universum bieten zusammen mit der spirituellen Welt den Raum in der Dualität, den wir brauchen, um (im Laufe langer Zeitalter) erkennen zu können, dass wir nicht unser Ego sind, sondern unsterbliches Sein. Diese Welten sind also vorübergehende Hilfsmittel für die eine wichtigste Erkenntnis, dass wir unsterbliches Sein sind. Um uns zu dieser Erkenntnis zu verhelfen und uns fest darin zu verankern, wurden diese Welten geschaffen.

Da nur unsere Seele und unser spiritueller Geist ewig leben, ist es unerlässlich, dass wir erkennen, dass wir nicht unsere vergänglichen Hüllen sind, mit denen wir die Welt erfahren, wenn wir wissen, erfahren und verwirklichen wollen, wer wir in unserem wahren Sein sind.

Der Regenbogen ist ein konkretes Symbol für unsere menschliche Bestimmung. In unserer Essenz sind wir Licht. Wir kommen aus dem Licht. Im Licht sind wir alle Eins. Durch unsere Geburt als Mensch wird uns zusätzlich zu unserem spirituellen Geist ein physischer Körper und ein energetischer und mentaler Geist gegeben.

Nur durch diese Gesamtheit unserer menschlichen Existenz erhalten wir die Chance, die Auswirkungen unseres Egos zu erfahren, das wir auf Seelenebene erschaffen haben. Nur durch eine solche Erfahrung als Menschen können wir uns von unserem Ego reinigen, es auflösen und schließlich wieder unser wahres Selbst werden und es nun genau kennen. Durch unsere Geburt als Mensch ist uns eine Wahl gegeben: Wir können entweder unsere egoistischen Interessen betreiben, oder das Ziel anstreben, ein Segen für die Welt zu werden und unsere Mitmenschen glücklich zu machen.

Wie das Leben des Regenbogens ist unser menschliches Leben nur kurz. Unser physischer Körper (und einher damit unser energetischer und mentaler Geist) kann jederzeit von uns genommen werden. Und wie der Regenbogen, der denen Freude bringt, die ihn sehen, ist es nicht unser Auftrag als menschliche Wesen, die kurze Dauer des menschlichen Lebens als Geschenk anzunehmen, es nicht zu verschwenden, indem wir nach Reichtum, Ruhm und Macht streben, und uns stattdessen damit beschäftigen, unser wahres Selbst zu erkennen und den Menschen (und anderen Lebewesen) in unserem Leben Frieden, Liebe und Freude zu bringen?

Der Regenbogen verliert seine Faszination nicht, wenn wir wissen, wie er entsteht. In ähnlicher Weise verliert unser menschliches Bewusstsein nicht an Faszination, wenn wir wissen, woraus es gemacht ist. Insbesondere die therapeutische Auflösung unserer unterbewussten Programme bleibt ein faszinierendes Forschungsfeld.

Konfrontation von Ego

Die Konfrontation mit dem Ego unserer Mitmenschen birgt immer die Gefahr, dass unser eigenes Ego von deren Ego aktiviert wird. Wenn Menschen auf uns wütend werden, wird unsere eigene Wut leicht aktiviert. Normalerweise ist es hilfreich, uns unsere eigenen Fehler und Anteile an einer Sache einzugestehen und um Vergebung dafür zu bitten. Wenn dies nicht hilft, ist es meistens am besten, uns abzuwenden, wenn wir egoistischem Verhalten begegnen. Es gibt aber auch Situationen, in denen wir egoistisches Verhalten unserer Mitmenschen nicht gut durchgehen lassen können, wenn es sich negativ auf unsere Umwelt, unsere Mitmenschen oder uns selbst auswirkt. Wir können zum Beispiel nicht einfach nur schlucken, wenn sich andere nicht an ihre Abmachungen halten, ihre Pflichten vernachlässigen oder durch unrechtes Tun Schaden anrichten. Bei allem nötigen Eintreten mit gewaltloser Durchsetzungsfähigkeit für das, was richtig ist, hilft das Neunheitsmodell uns, hinter dem egoistischen Verhalten unserer Mitmenschen das Egoproblem zu erkennen und Mitgefühl für das mit dem Problem verbundene Leid zu entwickeln. Egoistisches Verhalten ist immer mit Leid verbunden und kommt aus dem Leid des Egoproblems. Dies hilft uns, uns in der wichtigsten Unterscheidung im Umgang mit unseren Mitmenschen zu etablieren: Die Unterscheidung zwischen dem Schlechten, das getan wird, und dem Menschen, der dieses Schlechte tut. Genauso wichtig, wie es ist, schlechte Taten zu verurteilen und wenn möglich zu stoppen, genauso wichtig ist es, die Menschen, die diese Taten begehen, nicht zu verurteilen. Wenn wir Übles nicht ansprechen, weil wir denken, dass wir damit den Menschen verurteilen, der es tut, lassen wir es geschehen und machen uns mitschuldig. Wenn wir das Übel aber ansprechen und/oder stoppen und auch den Menschen verurteilen, verschließen wir unser Herz, schauen von oben herab, zerstören die Chance auf ein heilsames Erwachen und erzeugen Spaltung und Leid. Wenn Menschen, die Schlechtes tun, von uns sowohl erfahren, dass sie falsch handeln, als auch, dass sie dafür als Mensch nicht verurteilt werden, geben wir ihnen eine echte Chance, sich zu wandeln. Natürlich sollten wir auch hierbei unsere Unterscheidung einsetzen, ob es angemessen ist, tätig zu werden. Wir sollten uns nicht unnötig in Gefahr bringen oder unsere Zuständigkeiten oder Kompetenzen überschreiten.

Kapitel 5: Problemmuster, Hilfen & Beispiele

Isolation, Kompensation und Projektion

Bevor wir uns mit den noch verbliebenen Ziffern, der 7 und der 8, beschäftigen, werfen wir einen kurzen Blick auf jene Automatismen, die in unseren Ego-Teufelskreisen enthalten sind. Wir erfahren die Auswirkungen der Ego-Teufelskreise durch die negativen Emotionen, die sich in uns immer mehr verstärken und verdichten können, wenn wir den Ausgang aus diesen Teufelskreisen nicht finden. Die Mechanismen der Teufelskreise selbst sind natürlich unterbewusst und werden Gegenstand des Buches über unser Bewusstsein, Unterbewusstsein und Überbewusstsein werden, vermutlich Band 9 der Neunheit-Reihe.

Wir sprechen diese Mechanismen an dieser Stelle nur an, weil einerseits Bewusstsein und Sein eng zusammenhängen und andererseits die in den Kapiteln 2-4 dargestellten Selbstheilungskräfte alleine kaum zu einer finalen Erlösung von den Teufelskreisen führen können, weil die Programme in unserem geistigen und biologischen Unterbewusstsein die Teufelskreise immer wieder in Gang setzen, solange sie Bestand haben.

Wir können die Ego-Teufelskreise also nur auflösen, wenn es uns gelingt, die unterbewussten Programme zu erfassen, in uns zu beobachten und zu lernen, auch diese aufzulösen, was eine mühseligere, schwierigere Arbeit ist als die hier vorgestellten Selbstheilungskräfte. Es geht dabei letzten Endes um systematische und ununterbrochene Wachsamkeit und Achtsamkeit unserem eigenen Ego gegenüber, damit es sich nicht wieder unerkannt in unser Sein einschleicht.

Wenn wir die Neunheit unserer Egoprobleme in eine dreispaltige Tabelle eintragen, zeichnet sich uns ein Bild wie in der Tabelle auf der folgenden Seite. Diese zeigt, dass unser Ego im Umgang mit unseren Egoproblemen im Wesentlichen drei Strategien kennt, die das jeweilige Problem ganz nach dem Geschmack des Egos lösen sollen, während das Problem in Wirklichkeit verschlimmert wird, entweder indem sich die durch das Problem bewirkte Isolation verschlimmert, die Kompensation das Problem weiter ausweitet oder die Projektion des Problems auf andere in die Zerstörung unserer Beziehungen und damit in die Selbstzerstörung führt.

In den selbstbezogenen Bereichen unseres Geistes tendieren wir durch unsere Ego zur Isolation, in den Beziehungsbereichen zur Kompensation und in den Gemeinschaftsbereichen zur Projektion.

Isolation	Kompensation	Projektion
Mangelgefühle => Geiz, Materialismus	Unzufriedenheit => Verlangen, Ansprüche	Benachteiligungsgefühle => Feindseligkeit, Missgunst
Minderwertigkeitsgefühle => Missachtung anderer	Machtlosigkeitsgefühle => Machtstreben	Zwangsgefühle => Zwangsausübung und Unredlichkeit
Sinnlosigkeitsgefühle => Resignation	Angst => Streben nach Sicherheit, Kontrolle	Schuldgefühle => Kampf um Rechthaben, Wut

Tabelle 2: Die Ego-Neunheit und ihre Lösungsstrategien aus verengender, ausweitender und/oder zerstörender Isolation, Kompensation oder Projektion

Mit unseren Mangelgefühlen, Minderwertigkeitsgefühlen und Sinnlosigkeitsgefühlen/Kümmernissen gehen wir in eine verengende Isolation schränken uns ein, um nicht noch mehr von dem zu verlieren, was wir unterbewusst glauben, nicht oder fast nicht zu haben, nämlich eine Versorgung, einen Wert und einen Sinn in unserem Leben. Dadurch verschlechtert sich unsere Versorgung, wir erhalten keine Wertschätzung und erfahren in unserer Resignation keine Sinnhaftigkeit. Die verengenden Isolationsstrategien verschlimmern die grundlegenden Probleme.

Mit unserer Unzufriedenheit, unseren Machtlosigkeitsgefühlen und unserer Angst gehen wir in eine ausweitende Kompensation. Aus Unzufriedenheit wollen wir mehr – von was auch immer – für uns haben, um Zufriedenheit zu erlangen, verlagern unser Problem dadurch von dem Ort, an dem es sich befindet, nämlich in uns, in unserem Sein, an einen Ort, wo sich das Problem nicht befindet, nämlich in die physische Welt außerhalb von uns, so dass bei dieser Strategie keine Problemlösung stattfinden kann und wir uns zudem gegenseitig die Dinge wegnehmen und uns gegenseitig unzufrieden machen. Wir wollen Macht und Einfluss, um uns weniger machtlos zu fühlen, beschränken dadurch aber unsere Macht gegenseitig immer mehr, weil durch eine solche kollektive Geisteshaltung alle möglichen Leute Macht über uns ausüben wollen. Wir wollen mehr Sicherheit und Kontrolle, um unsere Angst zu bewältigen, machen durch diese Kompensation einander aber immer mehr Angst. Diese Strategien verschlimmern also die grundlegenden Probleme und lassen sie ausufern.

Mit unseren Benachteiligungsgefühlen, Zwangsgefühlen und Schuldgefühlen gehen wir in eine zerstörerische Projektion. Wir bekämpfen andere mit Verweis darauf, dass wir schließlich nur für Brüderlichkeit eintreten und sorgen so für ein feindseliges Klima, indem jeder benachteiligt wird, der über keine ausreichende Durchsetzungskraft verfügt. Wir üben Zwang auf andere aus mit Verweis darauf, dass andere unredliche Dinge tun, wenn wir sie nicht zur Redlichkeit zwingen, oder wir tun unredliche Dinge mit Verweis darauf, dass wir dem Zwang, dem wir ausgeliefert sind, anders nicht entkommen können. All dies zerstört unsere Integrität und das zwischenmenschliche Vertrauen. Wir werden wütend auf andere, machen ihnen Vorwürfe oder urteilen über sie, um unseren eigenen Schuldgefühlen zu entkommen, laden durch solche Schuldprojektion jedoch ständig Schuld auf uns und fühlen uns dann auch schuldig. Die Schuldprojektion zerstört unsere Unschuld. Jeder Akt der Schuldprojektion schafft zwischenmenschliche Gräben und zerstört die Beziehungen und die Gemeinschaft.

In dem Moment, in dem wir erreichen wollen, dass wir etwas Negatives, das wir fühlen, nicht sind, uns daher isolieren, es in der Außenwelt kompensieren oder auf andere projizieren, erklären wir es für real und machen es in uns stärker. Unsere Identifikation mit dem Negativen, dem Nicht-Sein in uns, unserem Ego, wird durch die automatisch, unterbewusst gewählte Strategie stärker.

Da diese Strategien unterbewusst ablaufen, bedarf es hier zumeist einer sehr bewussten und disziplinierten Arbeit, um uns aus ihrem unterbewussten Griff zu befreien. Tatsächlich arbeitet unser Ego in jedem Funktionsbereich mit einer Kombination aus zweien dieser Strategien. Diese genauere Differenzierung wird bereits Gegenstand von Band 4 „Die Ringvernichtung“ und wird darüber hinaus noch ausführlicher einen guten Teil des Buches über unser Bewusstsein, Unterbewusstsein und Überbewusstsein ausmachen.

Diese Ego-Mechanismen wurden an dieser Stelle nur kurz angesprochen, um einen Eindruck zu vermitteln, wie schwierig es tatsächlich ist, unser Ego-Sein zu transformieren und unser wahres Sein zu entfalten.

Unser biologisches Unterbewusstsein hat aufgrund des Lebens, das unsere Vorfahren geführt haben, und aufgrund ihres Seins konkrete Vorstellung, in welche Richtung es unser Leben bewegen will. Um unsere unterbewussten Schuldgefühle wegen unseres Andersseins zu minimieren, ist unser biologisches Unterbewusstsein fortlaufend bemüht, unser Sein dem Sein unserer Vorfahren anzugleichen.

Durch den Konflikt zwischen unseren bewussten Bemühungen in unserem Leben und den unterbewussten biologischen Programmen, die häufig etwas völlig anderes wollen als unsere bewusst angestrebten Ziele, boykottieren und frustrieren wir uns in hohem Maße selbst, bzw. werden wir von unseren unterbewussten Programme boykottiert und frustriert. Anschließend fühlen wir uns schuldig für unsere Misserfolge und Fehlschläge. Dadurch wird gerade der Teufelskreis der Schuldprojektion nahezu unentrinnbar. Eine der Hauptarbeiten, die wir leisten müssen, um dem Teufelskreis der Schuldprojektion zu entkommen, besteht in der Auflösung und Integration unserer unterbewussten Programme. Diese Arbeit werden wir im Buch über Bewusstsein und Unterbewusstsein ausgiebig besprechen.

Kommen wir damit wieder zurück zur Bedeutung der Ziffern für die Struktur unseres Seins.

Sieben, die Ziffer der Ganzheit

Von den neun Ziffern beziehen sich der Neunheit gemäß die ersten drei auf unseren energetischen Geist, die nächsten drei auf unseren mentalen Geist und die letzten drei auf unseren spirituellen Geist. Es ist der spirituelle Geist, der selbst unsterblich ist und mit dessen Hilfe wir das Bewusstsein der Unsterblichkeit erlangen. Daher beziehen sich die 7, 8 und neun auch auf verschiedene Aspekte des Ewigen. Die sieben ist die erste Zahl, die eine besondere Bedeutung für die Messung der Zeit hat. Die Woche besteht aus sieben Tagen. Es ist also die sieben, die die Anzahl der Tage einer ganzen Woche voll macht.

Diese von der sieben benannte Ganzheit findet sich auch in unserer Sprache wieder. Zum Beispiel: Pack deine sieben Sachen meint die Aufforderung, alles einzupacken, was wir für eine Zeit der Abwesenheit von zu Hause brauchen. Wenn wir auf Wolke sieben schweben oder im siebten Himmel sind, sind wir gerade ganz und gar glücklich. Und im Gegenzug meint ein Buch mit sieben Siegeln, dass wir nichts von dem verstehen, was ein Mensch macht oder denkt. Sein Wesen ist uns ganz verschlossen.

Dabei beziehen sich gerade die Redewendungen von Wolke sieben, vom siebten Himmel und von den sieben Siegeln auf die menschlichen Chakren. Die Chakren sind ein eigenes System, das uns von der geistigen Welt zur Verfügung gestellt wurde, um unsere Probleme als Mensch besser bewältigen zu können. Dabei beziehen sich die Redewendungen von Wolke sieben und vom siebten Himmel auf das oberste und siebte Chakra, das eine besondere Beziehung zur Glückseligkeit hat. Es ist das Gotteschakra, das Chakra, das uns mit Gott verbindet, bzw. mit dessen Hilfe unser Bewusstsein in das Göttliche eingehen kann.

Schauen wir uns im Weiteren also das System unserer sieben Chakren an und in welchem Bezug sie zur Neunheit stehen, bzw. inwieweit wir die Chakren mit der Neunheit vergleichen können.

Unsere sieben Chakren

Vermutlich in einer Zeit als sich das kollektive Bewusstsein der Menschheit aufgrund der Aktivität des menschlichen Egos verdunkelte und die Menschen kein unmittelbares, wissendes Erleben mehr davon hatten, unsterbliches Sein und Bewusstsein zu sein, wurden der Menschheit die sieben Chakren gegeben. Die sieben Chakren gaben uns über die uns sowieso zur Verfügung stehenden, in den Kapiteln 2-4 besprochenen Selbstheilungskräfte hinaus erweiterte Möglichkeiten der Rückverbindung mit unserem wahren Sein. Um den spirituellen Weg zurück zu unserem wahren Sein gehen zu können, müssen wir in der Lage sein, alle Ebenen unseres Seins mit dem Wesen unseres wahren Seins zu durchdringen, wir müssen sozusagen alle Ebenen unseres Seins spirituell machen können.

Das Chakrensystem unterteilt unser Sein in sieben Ebenen, die ihrer Funktion und ihrem Bewusstseinsstand nach unterschiedlich sind. Die Namen unserer sieben Chakren lauten von unten nach oben: Sexualchakra, Lebenschakra, Willenschakra, Herzchakra, Seelenchakra, Weisheitschakra und Gotteschakra. Wenn unser Bewusstsein im siebten und obersten Chakra verweilt, dann sagt unsere Sprache, dass wir auf Wolke sieben oder im siebten Himmel sind. Gehen wir unsere Chakren der Reihe nach durch:

Das unterste Chakra, das Sexualchakra, sorgt für unseren festen Stand und unsere feste Verankerung im körperlichen Leben. Es heißt nur Sexualchakra, weil es außer den Beinen auch den Urogenitaltrakt mit Energie versorgt.

Das zweitunterste Chakra, das Lebenschakra, gibt uns die nötige Energie, ein lebendiges, lebensfrohes Leben zu führen, und macht uns durch seine Feinfühligkeit auf negative Energien um uns herum aufmerksam, die uns schaden, schwächen, in Konflikte verstricken und somit auch von unserem spirituellen Fokus abbringen können, so dass wir diese Energie reinigen und uns vor ihnen schützen können.

Das nächsthöhere Chakra, das Willenschakra, stärkt unsere Möglichkeiten, uns auf unser spirituelles Ziel auszurichten und kraftvoll fokussiert anzustreben.

Unser Herzchakra, das mittlere der sieben Chakren, gibt uns die Möglichkeit, Liebe und Mitgefühl, Mut und Selbstvertrauen in unserem

Herzen zu fokussieren und von dort aus an unsere Mitmenschen auszusenden. Während eigentlich unser ganzes Sein als Mensch Liebe ist, bietet das Herzchakra einen Fokus für seine Sammlung und Aussendung, wie bei einem Feuer, das sich auf einen Punkt der Glut zurückzieht und sich von diesem Fokus aus wieder ausbreiten kann. Eigentlich sind wir als Mensch dazu bestimmt, ein Feuer der Liebe zu sein, aber wenn nur noch Glut übrig ist, ist es gut, diese an einem Punkt zu sammeln, damit sie nicht ausgeht und sich wieder ausbreiten kann.

Das nächste Chakra, das Seelenchakra, stärkt und fokussiert jene Selbstheilungskräfte, mit denen wir uns mit unserem wahren Sein verbinden und diese wieder als unser Selbst erfahren können. Es bietet auch einen Fokus für die Anbetung des Höchsten, so dass wir uns wieder mit der geistigen Sonne verbinden können, deren Funke wir sind, und uns aus der Sonne aufladen können. Dieser Aufladung dient unsere Anbetung und Hinwendung zum Höchsten, welchen Namen auch immer wir ihm oder ihr geben.

Dann folgt das Weisheitschakra, das vor allem Sitz unseres Unterscheidungsvermögens zwischen dem Vergänglichen und Ewigen, also zwischen Ego und wahrem Sein ist, so dass die Fähigkeit, uns von dem zu reinigen, was wir nicht sind, und das zu erkennen, was wir sind, an einem Punkt fokussiert und gestärkt wird.

Das oberste Chakra ist dann noch das Gotteschakra, das uns hilft, unser Bewusstsein wieder in Gott, in das Höchste eingehen zu lassen. Wenn unser Sein in das oberste Chakra übergeht, gehen wir ein in die Glückseligkeit des Göttlichen. Das Gotteschakra ist unser siebtes Chakra. Von der Glückseligkeit in diesem Chakra kommen wie gesagt die Redewendungen im siebten Himmel oder auf Wolke sieben zu sein.

Die sieben Chakren geben uns also erweiterte Möglichkeiten der spirituellen Rückverbindung mit unserem wahren Sein. Im Wesentlichen bieten sie einen Ort und Fokus für unsere Selbstheilungskräfte und schaffen uns somit erweiterte Möglichkeiten, auch Gebrauch von unseren Selbstheilungskräften zu machen.

Während die ersten sechs Funktionsbereiche unseres Seins jeweils einem Teil unseres Gehirns zugeordnet werden können, ist die Basis für die Funktionsbereiche 7-9 nicht im Körperlichen. Allerdings finden diese Funktionsbereiche über drei unserer Chakren einen Fokus auch in unserem physischen Körper. Unsere siebte Selbstheilungskraft fokussiert sich im Gotteschakra, unsere achte Selbstheilungskraft, Liebe, Mitgefühl und Mut, wohnt besonders in unserem Herzchakra und unsere neunte

Selbstheilungskraft, die Vergebung, findet ihren Fokus in unserem Seelenchakra am unteren Halsansatz. Es ist vor allem unsere Stimme, mit der wir Versöhnlichkeit und Vergebung artikulieren können.

Während uns in der Vergangenheit unserer Geistesevolution also erweiterte Möglichkeiten gegeben wurden, der Verdunkelung unseres Seins und Bewusstseins entgegenzuwirken und zu unserem wahren Sein zurückzufinden, waren auch die Egokräfte in der Menschheit nicht müßig und verankerten und sanktionierten unsere Neigung zur Schuldprojektion durch die Konzepte von Schuld und Sünde in den Religionen. Durch den gezüchteten Glauben an unsere Schuld wurde unsere Neigung zur Schuldprojektion zu einem unauflösbaren Feind in unserem Sein, den wir kollektiv in uns selbst kaum mehr besiegen konnten.

Da Schuldprojektion den Glauben an unsere Schuld aufbaut, wird sie sich auch nur durch Vergebung und Selbstvergebung wieder auflösen lassen. Wenn wir diese Erschwernis eines Tages mit Hilfe von Vergebung und Selbstvergebung wieder auflösen und die direkte Erfahrung zurückgewinnen, unsterbliches Sein und Bewusstsein zu sein, werden wir die Chakren nicht mehr brauchen, so dass sie sich dann auch auflösen können.

Die Tätigkeit unseres Egos, die unser Sein verdunkelt, macht es insbesondere durch die Erschwernis unserer schuldprojizierenden, also immer Recht habenden Konzepte, Ideologien und Religionen sehr schwer, unsere Chakren überhaupt wahrzunehmen, geschweige denn auf die richtige Weise mit ihnen zu arbeiten. Daher sollte die Arbeit mit den Chakren nur von spirituellen Meistern oder ihren autorisierten Schülern erlernt werden, niemals aus Büchern. Aus diesem Grund verzichte ich hier und auch an den anderen Stellen meiner Bücher auf detaillierte Ausführungen zu den Chakren.

Vollkommenheit und Vervollkommnung – Die Ziffer acht

Wir haben schon dargelegt, dass die neun Funktionsbereiche unseres Seins wie übereinanderliegende Schalen rund um unser innerstes Selbst aufgebaut sind. Wenn unser Sein von außen nach innen erkrankt, dann kann unsere Heilung nur dadurch erfolgen, dass wir diese Erkrankung auch wieder Schritt für Schritt von innen nach außen ausheilen.

Im Jahre 2020 ist in der Welt zu sehen, dass die Menschheit schwer an der Ausheilung der 8. Schale arbeitet, nämlich sich von der Angst zu befreien, von der wir als Menschheit über hundert Jahres lang in besonders heftiger Weise beherrscht wurden.

Wenn wir uns das Symbol für die Ziffer acht anschauen, sehen wir zwei übereinander liegende Kreise oder Nullen. Wenn wir diese Kreise entlang fahren, dann ist die Drehrichtung oben genau umgekehrt der Drehrichtung unten.

Die acht symbolisiert Himmel (obere Null) und Erde (untere Null) und die beiden kleinen übereinander liegenden Nullen symbolisieren jeweils die vier Elemente, einmal in unserem geistigen Sein (obere Null), einmal in unserem physischen Sein (untere Null). Zweimal vier gleich acht.

Die unterschiedliche Drehrichtung der kleinen Nullen symbolisiert, dass die Gesetzmäßigkeiten im Geistigen genau andersherum sind als im Physischen. Wenn wir im Physischen etwas weggeben, das uns gehört, dann wird unser Besitz um das Weggegebene weniger. Wenn wir Liebe verschenken, wird unsere Liebe immer mehr. Wenn wir anderen Glück und Freude schenken, wird unser eigenes Glück und unsere eigene Freude immer mehr. Wenn wir im Physischen Dinge anhäufen, werden sie immer mehr. Wenn wir uns im Geistigen zurückhalten und nichts von uns geben, verkümmern unsere geistigen Anlagen, wie unsere Fähigkeit zu lieben und Freude zu empfinden. Die Gesetze im Geistigen und Physischen sind umgekehrt zueinander.

Als Symbol für den Menschen, der Himmel und Erde in sich vereinen kann, bedeutet die Schnittstelle mitten in der acht unser physisches Sein, unseren physischen Körper, also das Element Erde. Wenn wir mit der Linie dann nach links unten fahren wird nach unserer physischen Geburt zuerst das Element Wasser aktiviert, also unser Energiekörper, anschließend das Element Luft, also unser mentaler Geist. Einher mit der Aktivierung von energetischem und mentalem Geist werden auch sechs Ebenen unseres Egos aktiviert, so dass unsere kindliche Unschuld im Laufe unserer Kindheit nach und nach aufgrund der Aktivität unseres eigenen erwachenden Egos verloren geht. Anschließend ist die Reinigung und Entfaltung unseres spirituellen Geists und der gesamten Neunheit unsere Lebensaufgabe, ob wir dies wissen oder nicht, ob wir diese Lebensaufgabe annehmen oder nicht.

Es ist möglich, dass die neun Schalen unseres Bewusstsein bis in unser Innerstes in ein Ungleichgewicht geraten und wir unser ganzes Sein daher wieder von innen nach außen ins Gleichgewicht bringen müssen.

Fahren wir die Linie der acht dann also weiter entlang und kommen Richtung links oben, so treten die Elemente nun in umgekehrter Reihenfolge auf. Unsere Aufgabe besteht zunächst darin, die spirituellen Schalen in ein Gleichgewicht zu bringen (Element Feuer). Wir müssen uns in ausreichendem Maße von unserer Neigung zu Wut und Ärger, von unserer Angst und von unserer Resignation befreien.

Während wir auf dem spirituellen Weg von Anfang an eine hohe Integrität brauchen, um überhaupt irgendetwas erreichen zu können, gilt es als nächstes, eine mögliche Neigung zur Ausübung von Zwang oder zur Unverbindlichkeit zu überwinden und ein möglichst waches Gewissen zu haben, unser Bewusstsein hochzuhalten, dass die Dinge, die wir anstreben, möglich sind und eine demütige Selbstlosigkeit und Dankbarkeit zu entwickeln, mit der wir anderen, die unsere Unterstützung brauchen, und der Gesellschaft als Ganzes dienen.

Nach dem spirituellen und dem mentalen Geist geht unsere Selbstheilung schließlich zu unserem energetischen Geist über. Hier geht es um die Entwicklung der Fähigkeit, unsere Ziele vollkommen gewaltfrei in Gedanken, Worten und Taten anzustreben, auch unter widrigen Umständen eine große grundsätzliche Zufriedenheit zu entwickeln und am Ende in der äußersten Schale unseres Bewusstseins auch unseren Materialismus und unsere Anhaftung an materiellen Besitz so hinter uns zu lassen, dass wir Teil einer Gesellschaft sein können, in der materieller Besitz keine große Rolle mehr spielt.

Auf jedem dieser neun Schritte im geistigen Sein können uns die in den Kapiteln 2-4 aufgeführten Selbstheilungskräfte helfen. Letztlich können wir durch die Arbeit an uns selbst gemäß der Neunheit den Himmel auf die Erde bringen. Das heißt, wir können die Gesetze der geistigen Welt auch in der physischen Welt zur Geltung bringen und somit auf die physische Welt übertragen. Haben wir unsere drei Seinsebenen – Feuer, Luft, Wasser – mit ihren insgesamt neun Schalen von innen nach außen ausgeheilt, kommen wir nämlich wieder beim Element Erde an, bringen damit also den Himmel auf die Erde.

Wenn wir als Menschheit unser Sein und Bewusstsein in einen Himmel verwandeln, so dass wir alle mehr als alles andere das, was wir haben, geben, geben, geben und mit anderen teilen wollen, dann wird das, was wir haben, auch im Physischen nicht weniger, dann sind wir umgeben von Menschen, die ihre Freude daraus beziehen, uns zu beschenken, dann werden wir auch physisch immer reicher, obwohl wir ständig verschenken. Dann haben wir es geschafft, dann haben wir den Himmel auf die Erde gebracht. Dann gibt es bei den beiden Nullen der acht, die übereinanderliegen, keine gegenläufige Null mehr. Und dadurch kommt der Himmel auf die Erde, die beiden Nullen überlagern sich und werden zu nur noch einer Null. Es gibt nur noch eine Null, nur noch Gott, dessen Gesetz der Liebe herrscht und es gibt nur noch eine Welt der Liebe, auch im Physischen.

Somit ist die acht die Ziffer der Vollkommenheit und die Ziffer der Vervollkommnung. Sie steht für die Arbeit an uns selbst, durch die wir zur Vollkommenheit gelangen.

Dies spiegelt sich auch in unser Sprache, z.B. bei „acht haben", „achtsam sein", „auf die Dinge acht geben", wider. Andere Menschen grundsätzlich zu achten, bedeutet, dass wir grundsätzlich die Anwesenheit der Vollkommenheit des Göttlichen in anderen Menschen anerkennen. Jeder Mensch ist von Gott als eine vollkommene Verkörperung selbstloser göttlicher Liebe gedacht und es liegt an uns anzuerkennen, dass Gott jeden Menschen so gedacht hat.

Durch Achtsamkeit, durch die achtsame Arbeit an uns selbst zur Auflösung der von unserem Ego in unserem Geist erzeugten Unreinheiten, gelangen wir zur Vollkommenheit, zur neun, zur Zahl Gottes, die so ist wie die null, die als neun das Wesen der null, das Wesen Gottes, in der Vielheit, der Neunheit, offenbart. Während die sechs uns in die Bindung an die Materie verhakt, macht die neun uns von der Verhakung unserer Bindung an die Materie frei und führt uns zu Gott.

Die physische Welt ist eine Widerspiegelung unseres Seins und Bewusstseins. Das bedeutet, dass wir die Struktur der Neunheit auch in der physischen Welt wiederfinden können. Das schauen wir uns nun in zwei weiteren Abschnitten an, einmal anhand unseres Geldsystems, einmal in Bezug auf unser Sonnensystem.

Unser Geldsystem

Eigentlich hat jeder Mensch nur ein einziges Problem in seinem Leben, und das ist sein eigenes Ego. Zur grundsätzlichen Vorgehensweise für die Auflösung dieses einen Problems, das wir alle haben, haben wir in den Kapiteln 2-4 gesehen, was unser Ego aus den neun Funktionsbereichen unseres Seins zu machen versucht und wie wir den Machenschaften unseres Egos gegensteuern und seine Früchte auflösen können.

Die dargestellten Mechanismen unseres Egos gehören zu unserem Unterbewusstsein, weil unser Ego stets automatisch zu handeln versucht und automatisch handelt, solange wir mit ihm als unserem Selbst identifiziert sind und ihm keine bewusste Selbstbeobachtung, Achtsamkeit und Wachsamkeit entgegenbringen.

Unser Ego agiert wie ein in uns eingebauter Feind, den wir nur besiegen können, wenn wir erkennen, dass dieser Feind nicht unser Freund ist, dass wir ihm zu keinem Zeitpunkt vertrauen dürfen, dass er stärker wird, wenn wir ihn frei gewähren lassen, dass er sogar noch stärker wird, wenn wir ihn bekämpfen oder unterdrücken, und dass daher auch ein ständiger Wechsel zwischen gewähren lassen und unterdrücken unser Ego immer stärker macht. Gewissermaßen ist der Wechsel zwischen gewähren lassen und unterdrücken unseres Egos eine Egostrategie, mit der unser Ego sich selbst immer stärker macht. Wenn wir unser Ego gewähren lassen und tun, was es verlangt und dieses Verhalten dadurch rechtfertigen, dass wir nicht gegen unsere natürlichen Neigungen ankämpfen sollten, nimmt es immer mehr Raum ein und wird immer rücksichtsloser gegen andere. Wenn unser Ego auf diesem Wege zu einem immer größeren Problem für andere und aufgrund der Gegenwehr der anderen gegen uns auch für uns selbst wird und wir es dann unterdrücken, handeln wir rücksichtslos gegen uns selbst. Selbstablehnung und Rücksichtslosigkeit gegen uns selbst stärken unser Ego ebenfalls, weil wir in unserer Beziehung zu uns selbst nicht mehr die Liebe sehen und wahrnehmen, die wir selbst sind. Wenn wir dann als Lösung der Selbstablehnung unserem Ego wieder freien Lauf lassen, kann es noch mehr Raum einnehmen und immer so weiter.

Diese Egostrategie zwischen dem Gewährenlassen und Unterdrücken egoistischer Kräfte sehen wir auch in der Politik seit vielen Jahrhunderten. Wir leben mit einem Geldsystem, das das von den Menschen erarbeitete Vermögen automatisch immer weiter von unten nach oben umverteilt. Durch ihre Funktion als Kreditgeber der Regierungen und als Kreditgeber der Weltwirtschaft haben die Menschen am oberen Ende der Umverteilungskette – die Hochfinanz – über ihre Kontrolle unseres Geldsystems schon vor Jahrhunderten auch die Kontrolle über die Menschheit übernommen.

Und die oben genannte Strategie des Egos, sich selbst durch den Wechsel von gewähren lassen und unterdrücken immer stärker und stärker zu machen, sehen wir auch 1:1 in der Politik widergespiegelt. Dem Gewährenlassen entspricht die Politik einer uneingeschränkten freien Marktwirtschaft, bei der die kapitalistisch arbeitenden Unternehmen keinerlei Kontrolle seitens der Gesellschaft unterliegen. Man überlässt ihnen einfach das Feld. Diese Politik nennt sich Liberalismus und wird auch als „rechts" bezeichnet, die totale Freiheit der Unternehmen, ihren Geschäften nachzugehen. Durch die in unser Geldsystem, also den Kapitalismus, eingebaute automatische Umverteilung des Vermögens zu den Reichsten führt der Liberalismus im Laufe der Zeit zu einem Superreichtum weniger Menschen und einer zunehmenden Verarmung der Massen, die aufgrund ihrer Armut nun auch keinerlei Mitsprachemöglichkeit mehr haben.

Die gewählte Lösung für dieses Problem ist nun die Unterdrückung des Kapitalismus durch staatliche Kontrolle. Dummerweise sind sowohl die öffentlichen Kassen als auch die Wirtschaft bei denselben Geldgebern, der globalen Hochfinanz, verschuldet. Eine Unterdrückung des Liberalismus und Kapitalismus ermöglicht ihnen daher, den Unternehmen, die nicht unter ihrer Kontrolle stehen, also im Wesentlichen dem Mittelstand, ihr Geld und ihr Vermögen durch eine hohe Besteuerung wegzunehmen, während ihre eigenen Konzerne kaum oder keine Steuern zahlen. Durch die Staatsverschuldung, die durch eine sozialistische oder kommunistische, auch „links" genannte, Politik beschleunigt werden kann, wandern dann auch die Steuern immer mehr in die Hände der Hochfinanz. So wird die Hochfinanz an der Spitze sowohl durch Liberalismus als auch durch Sozialismus oder Kommunismus immer reicher und immer mächtiger.

Genauso wie der Wechsel zwischen einem Gewährlassen und Unterdrücken des Egos das Ego immer stärker macht, macht also der Wechsel zwischen Liberalismus und Kapitalismus einerseits und Sozialismus und Kommunismus andererseits die Hochfinanz immer reicher und mächtiger.

Und bis heute wird den politischen Wählern weisgemacht, die Probleme linker Politik könnten nur durch einen Rechtsruck und die Probleme rechter Politik nur durch einen Linksruck beseitigt werden, während jede Variation von links oder rechts oder Mitte die Hochfinanz dieser Erde immer mächtiger macht und die Völker immer mehr enteignet und entmachtet und in ein internationales Proletariat unter der Herrschaft der Hochfinanz verwandelt, während die politischen Parteien den Wählern vorgaukeln, sie hätten eine Wahl.

Dieser Wechsel zwischen Gewährenlassen und Unterdrücken des Egos, also dessen, was von Übel ist, bringt die enorme Reibung zum Ausdruck, die zwischen dem 2. und dem 3. Teufelskreis besteht. Der Teufelskreis der Unzufriedenheit führt zu einem Verlangen und zu einer Gier, sich alles einzuverleiben und alles für sich zu beanspruchen, bringt also einen enormen Expansionsdruck mit sich. Der Teufelskreis der Benachteiligung führt zu einer Feindseligkeit, die niemandem etwas gönnt und versucht, allen alles wegzunehmen, geht also mit einem starken Zerstörungsdruck einher. Wenn diese beiden Teufelskreise in der Gesellschaft überhand nehmen, brauchen dieselben Menschen, die durch ihre hemmungslose Gier immer reicher werden und allen anderen alles wegnehmen, nur eine Ideologie in die Welt zu setzen, die der Missgunst im kollektiven Bewusstsein nachgibt und allen alles wegnimmt, um dadurch für Brüderlichkeit zu sorgen. Wenn sie selbst es sind, die auf diesem Wege für Brüderlichkeit sorgen, dann ist ihr diktatorische Macht perfekt. Und nichts anderes steckt hinter der Konzeption von Sozialismus und Kommunismus. Die Hochfinanz erzählt natürlich niemandem, dass sie selbst Sozialismus und Kommunismus erfunden und unter Kontrolle behalten hat.

Ein solch gigantischer Betrug, wie er durch Sozialismus und Kommunismus stattfindet, ist nur in einem kollektiven Bewusstsein möglich, das darauf fokussiert ist, andere zu verändern, nicht sich selbst. Wenn wir im großen Stil andere verändern wollen, brauchen wir dafür Verbündete, mächtige Verbündete. Alles was die Hochfinanz dann noch tun muss, besteht darin, Sorge zu tragen, dass ihre eigenen Leute mit der Aufgabe betreut werden, die anderen zu verändern. So ist es am Ende unser kollektiver Wunsch, andere verändern zu wollen, der zu einer Diktatur führt.

Die Welt spiegelt uns erbarmungslos die Wahrheit wider, dass wir selbst der einzige Mensch auf dieser Erde sind, den wir ändern können. Nur indem wir uns selbst ändern und zu dem werden, was wir uns an Gutem in der Welt wünschen, können wir die Welt besser machen. Das ist der einzige Weg.

Gehen wir etwas spezifischer auf unser Geldsystem ein. Unser Geldsystem schafft Dynamiken, Zwänge und Probleme, die geeignet sind, unsere neun Egoprobleme noch weiter massiv anzufeuern, was wir weiter unten noch etwas mehr ausführen. Um unsere Ego-Teufelskreise auflösen zu können, ist es nicht zwingend erforderlich, ein gerechtes und alle Menschen gut versorgendes Geldsystem einzuführen. Wir können den Weg zurück zu uns selbst ohne die Erfüllung äußerer Bedingungen finden.

Es genügt in Bezug auf unser Geldsystem also, zu erkennen, was es macht und die Identifikation damit zurückzunehmen und das eigene Wohl unabhängig von den Problemen des Geldsystems zu machen.

Unser Geldsystem stellt eine Erscheinung in unserer Außenwelt dar. Unser Geist ist unsere innere Welt. Dennoch können die beiden nicht gänzlich voneinander getrennt werden, da unser Geldsystem von unserem Geist konzipiert wurde und damit einerseits ein direkter Spiegel für den Zustand unseres kollektiven Geists ist und andererseits in seiner Rückwirkung auf uns unser Denken gefangen hält.

Unser Geldsystem hat sich aufgrund unserer inneren Negativität, unserer neun Ego-Teufelskreise, in unserer Außenwelt manifestiert und wirkt verstärkend auf unsere innere Negativität zurück. Diesen massiven negativen Einflüssen von außen sind wir alle unterworfen, sofern wir Geld zum Leben brauchen. Während es hilfreich ist, mit dem Überleben dieses Systems nicht identifiziert zu sein, und dies für den persönlichen Weg zur Befreiung vom Ego auch genügt, wird die Menschheit erst nachhaltig erleichtert werden, wenn es gelingt, ein Geldsystem zu schaffen, das die ganze Menschheit gerecht versorgt und globalen Reichtum mit sich bringt. Das Geldsystem hält unser Sein gefangen. Daher ist die Auflösung der Negativität in uns eine wichtige Voraussetzung für die Möglichkeit der Einführung eines gerechten Geldsystems.

Im Folgenden schauen wir uns eine knappe Übersicht des 1. Kapitels von Band 2 „Globaler Reichtum - Eine Machtbarkeitsstudie“ an.

Unsere Weltwirtschaft arbeitet seit Jahrhunderten mit Zinsgeld. Zinsgeld wird durch zinspflichtige Kredite von den Banken in Umlauf gebracht und erzeugt durch diesen Ansatz die folgenden neun Automatismen, die jeweils eine unmittelbare Wirkung auf die Negativität in unseres Seins haben, weil sie unsere Ego-Teufelskreise anfeuern. Das Zinsgeld erzeugt den Automatismus

- der Geldverknappung, welche die Mangelgefühle im kollektiven Bewusstsein anfeuern und damit den kollektiven Materialismus zementieren.
- der Vermögensumverteilung, die unsere Unzufriedenheit anfeuert und Wünsche, Ansprüche und Gier überhand nehmen lässt.
- des Vernichtungswettbewerbs, der Unternehmen zwingt, andere Unternehmen zu eliminieren, um selbst dauerhaft überleben zu können, was auch zu Wirtschaftskriegen zwischen den Volkswirtschaften führt, so dass unsere Benachteiligungsgefühle und die daraus resultierende Feindseligkeit angefeuert werden.
- der Verschwendung, so dass wir immer mehr leisten müssen, unsere Kräfte erschöpft werden und unsere Umwelt zerstört wird, so dass unsere Lebensgrundlagen erodieren, so dass unser persönliches und kollektives Scheitern unsere Minderwertigkeitsgefühle ausufern lässt.
- der Machtkonzentration, so dass die Reichsten alle Macht haben und der Einzelne keinen Einfluss auf die Politik nehmen kann, so dass unsere Machtlosigkeitsgefühle allgegenwärtig werden.
- der Verdrehung, so dass die Reichsten alle Lösungen und Widerstände verdrehen können, die die Vermögensumverteilung und ihre Macht

gefährden könnten, so dass die Zwangsgefühle und die Unredlichkeit in der Gegenwehr gegen die Verdrehung überhand nehmen und die Regierung der Bevölkerung ihre Vorstellung von Ordnung wegen der mangelnden Integrität der Gesellschaft aufzwingen kann.
- der Traumatisierung, so dass das System selbst Resignation und Hoffnungslosigkeit verbreitet.
- der Angststeuerung, so dass unser Denken durch die geschickte Manipulation und Steuerung unserer Ängste in eine Richtung gelenkt wird, die die Automatismen der Vermögensumverteilung und Machtkonzentration in Gang hält, so dass unsere Ängste vor der programmierten Verarmung und Machtlosigkeit uns lähmen.
- der Deutungshoheit, weil wir uns wegen der Massivität der Probleme und der totalen Überschuldung der Menschheit so schuldig fühlen, dass wir unbewusst den Vorstellungen der Mächtigsten und ihrer Mainstream-Medien zustimmen, um nicht als politisch unkorrekt oder wegen anderen unerwünschter Meinungen als Strafe für unsere Schuld angegriffen und aussortiert zu werden.

In Band 2 werden die Automatismen des Zinsgeldes mathematisch-logisch abgeleitet und bildhaft veranschaulicht. Es wird die Lösung dieser Automatismen gezeigt, damit das Geld allen dienen kann. Es wird genau gezeigt, wie das Geld unser Sein gefangen hält, so dass erkennbar wird, welches Bewusstsein wir brauchen, um ein Geld einführen zu können, das die Menschheit eint und in Wohlstand erblühen lässt.

Soweit ein knapper Vorgriff auf Band 2 – Globaler Reichtum.

Um uns als Gesellschaft zu befreien, müssen wir unser Bewusstsein transformieren, d.h. von den Ego-Teufelskreisen befreien, so dass wir schließlich mit einem kollektiv gereinigten und transformierten Bewusstsein auch ein gerechtes Geldsystem einführen können, das unser Sein nicht mehr fortlaufend in die Dunkelheit hinabzieht.

Hier können wir auch einen weiteren kurzen Vorgriff auf Band 3 machen. Die Neunheit, ihre Teufelskreise, die Selbstheilungskräfte, die Schuldprojektion, unser Ego, unsere Chakren und viele weitere Aspekte unseres Seins und Bewusstseins wurden von J.R.R. Tolkien in seinen Büchern Silmarillion, Hobbit und Herrn der Ringe symbolisch verschlüsselt: Die Schaffung des Einen Ringes macht, wenn dieser völligen Besitz von Mittelerde ergreift, die Nutzung aller anderen Ringe und die Macht der Völker Mittelerdes bedeutungslos, weil dann nur noch Sauron herrscht. Das heißt Folgendes: Wir haben für die Auflösung der aus der

Schuldprojektion stammenden Negativität Mittel bekommen, diese in den neun Bereichen unseres Seins wieder aufzulösen, Selbstheilungskräfte und unsere Chakren. Die in diesem Buch dargestellten mentalen Mittel für diese Auflösung in unserem Denken wurden durch die Einwirkung unserer Schuldprojektion (der Eine Ring im Bewusstsein) und des anderen immer mehr Schulden auferlegenden Zinsgeldsystems (der Eine Ring in der Außenwelt) jedoch von den neun Ego-Teufelskreisen in unserem Denken (die 9 Ringgeister in uns) und den neun Automatismen des Zinsgeldes (die 9 Ringgeister in der Außenwelt) zunichte gemacht. Wenn Sauron (unser Ego, sowie - im Außen - die Hochfinanz) den Einen Ring in seine Hände bekommt, können alle anderen Ringe und alle Völker Mittelerdes nicht mehr helfen. Das heißt, wenn das Bewusstsein der Menschheit durch unsere Schuldprojektion an unser Ego verloren geht und die Menschheit von Ego und ihren Ego-Teufelskreisen beherrscht wird, können weder die Chakren auf den drei Ebenen unseres Seins (Zwergenringe, Palantíri, Elbenringe) noch unsere spirituellen, mentalen und energetischen Selbstheilungskräfte (die Elben, Menschen und Zwerge) uns noch helfen, unser wahres Selbst zu finden. Und wenn aufgrund dessen und analog zu den Bewusstseinsprozessen die Hochfinanz mit Hilfe des Zinsgeldsystems unser Menschsein in Gefangenschaft nimmt und ein Weltmonopol errichtet, geht die Menschheit an das Ego verloren und verliert außerdem auf allen Ebenen ihrer Existenz ihre Möglichkeiten, sich zu retten.

Laut Tolkien wird es unserer Zeit aber nicht dazu kommen und wir werden uns befreien können. Mehr hierzu in Band 3 und 4.

Unser Sonnensystem

Die Gedanken zur Bedeutung unserer Planeten gehen in einen astrologischen Bereich. Ich verfüge selbst kaum über astrologische Kenntnisse. Dennoch wurde mir irgendwann klar, dass wahrscheinlich auch unser Sonnensystem gemäß der Neunheit aufgebaut ist. Und daher teile ich an dieser Stelle meine Gedanken zur Neunheit in unserem Sonnensystem mit. Vielleicht können sie den einen oder andere astrologisch bewanderten Leser inspirieren.

Bei den Betrachtungen über unser Sonnensystem spielt nicht nur die neun, sondern auch die sieben eine Rolle. Von der Sonne, den Planeten und Monden unseres Sonnensystems sind mit bloßem Auge sieben zu erkennen. Diese sieben sind die Namensgeber unserer Wochentage und damit die Ursache dafür, dass unsere Woche aus sieben Tagen besteht.

Traditionell gilt der Sonntag als erster Tag der Woche. Die Sonne ist die Nummer eins. Montag, also der Mond, ist die Nummer zwei. Dienstag (französisch Mardi), also der Mars, ist die Nummer drei. Mittwoch (französisch Mercredi), also der Merkur, ist die Nummer vier. Donnerstag (englisch Thursday, von Thor, französisch Jeudi, von Jupiter), also Jupiter, der Donnergott, ist die Nummer fünf. Freitag (französisch Vendredi), also Venus, deren germanische Entsprechung Freya war, ist die Nummer sechs. Und Samstag (englisch Saturday), also der Saturn, ist die Nummer sieben. Diese sieben Himmelskörper unseres Sonnensystems können wir mit bloßem Auge sehen.

Wenn wir diese sieben Himmelskörper der Neunheit zuordnen, so deckt die Sonne unser wahres Sein ab, aus dem wir gekommen sind und zu dem wir zurückkehren werden, und ist damit Ausgangspunkt und Basis der Neunheit. Der Mond entspricht unserem 1. Funktionsbereich, der Versorgung. Soweit ich weiß, weist der Mond in der Astrologie starke Versorgungsthemen auf. Es geht um Schutz und Geborgenheit, wie wir sie als Baby brauchen, wenn wir zu 100% darauf angewiesen sind, von unserer Mutter versorgt zu werden.

Der 2. Funktionsbereich, das Thema des Austauschs, wird vom Merkur abgedeckt. Meines Wissens ist Merkur ein Planet für Kommunikation und Handel. Kommunikation ist der Informations- und Gedankenaustausch, Handel der Warenaustausch. Thema Austausch.

Der 3. Funktionsbereich, das Thema unseres Miteinanders, wird vom Mars verkörpert. Dabei regelt der Mars wohl vor allem unsere Durchsetzungskraft in der Gemeinschaft. Die Römer haben den Mars als Kriegsgott verehrt, weil sie häufig die kriegerische Auseinandersetzung suchten, um sich gegen andere Völker durchzusetzen und diese zu unterwerfen.

Der 4. Funktionsbereich, das Thema Wert, wird von der Venus weniger konkret und direkt dargestellt als die bisherigen drei Funktionsbereiche von den bereits genannten Himmelskörpern. In der Astrologie steht die Venus für die Themen Genuss (Stier) und Ästhetik (Waage), die jeweils in einem vergröberten Sinn das Thema Wert beinhalten. Der Genuss zeigt unsere Wertschätzung auf sinnlicher Ebene, die Ästhetik auf mentaler Ebene. Wir schätzen das, was wir als schön empfinden. Beide Themen, Genuss und Ästhetik, bergen in sich die Gefahr, uns an der Außenwelt zu verhaften, unserem eigenen innersten, spirituellen Wesen keine Aufmerksamkeit zu schenken und damit auch keinen Wert zuzumessen, so dass unser Selbstwertgefühl unter unserer Außenverhaftung leidet.

Der 5. Funktionsbereich, das Thema Macht und Möglichkeit, wird vom Jupiter verkörpert. Bei den alten Griechen und Römern war Jupiter (= Zeus) der höchste Gott. Dies weist darauf hin, dass diese beiden alten Kultur von extremem Egoismus gesteuert waren. Für das menschliche Ego ist nicht verlockender als Macht über andere ausüben zu können. Die Jupiterverehrung dieser alten Kulturen zeigt ihre Obsession mit dem Ausüben von Macht über andere.

Der 6. Funktionsbereich, das Thema der rechten Ordnung, wird vom Saturn personifiziert. Der Saturn gilt in der Astrologie vor allem als unbarmherziger Lehrmeister, der uns durch harte Prüfungen führt. Tatsächlich ist es im Leben nicht so leicht, die eigene Integrität zu wahren. Der Ego-Teufelskreis des Zwanges hat viele Facetten und unsere Versuchung, anderen unsere Vorstellungen aufdrängen oder aufzwingen, die Wahrheit nicht eingestehen, Regeln umgehen oder abwandeln und Vereinbarungen nicht einhalten zu wollen, ist doch sehr groß. Ein jeglicher Mangel an Integrität kann in Form großer Schwierigkeit auf uns zurückfallen. Die Strenge und Härte des Saturns erzieht uns zu jener Integrität, die wir brauchen, um im Leben dauerhaft auf harmonische, integre Weise erfolgreich sein zu können.

Andererseits gibt es Kreise, die den Saturn als negative Kraft verehren. So weit ich weiß, haben bereits die Römer eine solche negative Anbetung praktiziert. Die Anbetung des Negativen ist eine Umkehrung und Verdrehung, eine gegen das wahre Sein gerichtete Kraft, um mit Lügen, Verdrehungen und Verbrechen durchzukommen. Dies ist eine Verdrehung dessen, was der Saturn ist. Der Saturn ist nicht essentiell negativ. Kein Planet ist essentiell negativ. Da Saturn der Planet für den 6. Funktionsbereich ist, erinnert er an den Abschnitt über Satan und die Ziffer 6. Der Saturn gilt als besonderer Karmaplanet, der durch schwere Lektionen eben auch unser Karma auflöst. Dieser Planet ist nicht böse, sondern befreit uns vom Bösen, von den Auswirkungen des Negativen, das aus unserer Vergangenheit negativ auf unser Jetzt zurückwirkt, wenn wir seine harten Lektionen demütig annehmen und mit Beharrlichkeit erfolgreich durchstehen.

Der Saturn ist der Planet der rechten Ordnung und erzieht uns zur Not mit anstrengenden, schweren Lektionen dazu, uns an die universelle, göttliche Ordnung zu halten.

Aufgrund der bisher vorgenommenen Zuordnungen dürfte der Mond also eine besondere Wirkung auf unser Stammhirn / Fischhirn und einen besonderen Einfluss auf unser 1. Lebensjahr haben.

Der Merkur dürfte besonders auf unser Zwischenhirn / Amphibienhirn und unser zweites Lebensjahr wirken.

Der Mars dürfte einen bestimmenden Einfluss auf unser Kleinhirn / Reptilienhirn und unser drittes Lebensjahr haben.

Die Venus bezieht sich entsprechend in besonderer Weise auf unser Großhirnmarklager / Vogelhirn und beeinflusst unser viertes Lebensjahr.

Der Jupiter wird demgemäß eine besondere Wirkung auf die hintere Hälfte unserer Großhirnrinde / Säugetiergehirn und unser fünftes Lebensjahr haben.

Und der Saturn hat dann wohl einen besonderes Einfluss auf die vordere Hälfte unserer Großhirnrinde / Menschengehirn und unser sechstes Lebensjahr.

Es würde mich interessieren, ob gelernte Astrologen das auch so sehen können.

Interessanterweise beziehen sich gerade die sechs sichtbaren Planeten (wobei wir den Mond stellvertretend für die Erde als Planeten betrachten und nur die Sonne ausnehmen) auf die sechs sterblichen Funktionsbereiche unseres Seins, während sich die drei unsichtbaren Planeten auf unser unsterbliches spirituelles Sein beziehen. Wenn das ein Zufall ist, dann ist es ein sehr erstaunlicher Zufall. Machen wir also mit den für das bloße Auge unsichtbaren Planeten weiter.

Der 7. Funktionsbereich, das Thema Sinn und Glück, wird vom Neptun verkörpert. Wenn unser Sein ins Göttliche übergeht und mit der Glückseligkeit des Göttlichen verschmilzt, löst sich unsere Persönlichkeit auf. Um dieses Ziel zu erreichen, brauchen wir jedoch eine langfristige, beharrliche spirituelle Disziplin. Das Problem des Neptuns ist, dass er das spirituelle Ziel erreichen will, ohne etwas dafür tun zu wollen. Abkürzungen sind auf dem spirituellen Weg jedoch nicht möglich. So steht der Neptun auch für die Gefahr, vor den Realitäten des Lebens davonzulaufen und auf der Suche nach Abkürzungen auf dem spirituellen Weg in nebelhaften Illusionen und Süchten zu enden.

Der 8. Funktionsbereich, unser innerstes Sein mit seinen Qualitäten von Liebe, Mitgefühl, Mut und Selbstvertrauen, wird vom Uranus dargestellt. Der 8. Ego-Teufelskreis betrifft unsere Angst. Aus Angst sind wir auf der Suche nach Sicherheit und Kontrolle, um die Angst zu beherrschen. Wenn diese Strategien der Angstbeherrschung unser Herz verschließen und unser Sein steif werden und verhärten lassen, dann kann es unvorhergesehene Stöße von außen brauchen, um uns von diesen erstarrten Strukturen zu befreien. Der Uranus verkörpert diesen Befreier von unseren starren Strukturen der Angst.

Für den 9. Funktionsbereich, unser innerstes Bewusstsein, bleibt somit der Pluto, bzw. der Kuipergürtel, worüber wir weiter unten noch reflektieren werden. Der 9. Funktionsbereich betrifft die innerste der neun Schalen unseres Geistes. Unsere Probleme in dieser Tiefe sind unsere Schuldgefühle. Tatsächlich gibt es nichts, worunter wir mehr leiden als unter unseren Schuldgefühlen, auch wenn diese zumeist unterbewusst arbeiten. Die Auflösung unserer Schuldgefühle ist der Schüssel für unsere Befreiung von unserem Ego. Und die Prozesse, die zu dieser Auflösung führen, können langwierig und schwierig sein. Die Projektion unserer Schuldgefühle beinhaltet einen Machtkampf mit jenen, auf die wir unsere Schuldgefühle projizieren. Daher sind die Prozesse, in die der Pluto involviert ist, langwierig und können Schuldgefühle betreffen, die unser Ego unbedingt projizieren will und die daher heftige zwischenmenschliche Angriffe und Konflikte mit sich bringen.

Wenn wir die Planeten mit ihrer Zuordnung zu den Funktionsbereichen der Neunheit in eine Tabelle eintragen, dann fällt auf, dass die Planeten in der Spalte, deren Funktionsbereiche für unser Ego von besonderer Bedeutung sind, auch besonders problematisch gelten.

Planet / Bereich	**Planet / Bereich**	**Planet / Bereich**
Mond / Versorgung	Merkur / Austausch	Mars / Miteinander
Venus / Wert	Jupiter / Macht	Saturn / Recht
Neptun / Sinn	Uranus / Sein	Pluto / Bewusstsein

Mars, Saturn und Pluto gelten als Planeten, die unser Leben besonders schwierig machen können. Da diese drei Planeten Funktionsbereiche betreffen, die unserem Ego besonders wichtig sind, nimmt es kein Wunder, dass wir in den Bereichen, in denen unser Ego besonders stark andere Menschen angreift, auch besonders viel Karma anhäufen.

Und dann ist es natürlich auch kein Wunder, dass die zugehörigen Planeten als Karma-Planeten gelten, die uns Schwierigkeiten im Leben bereiten. Diese Funktionsbereiche verarbeiten ihre Egoprobleme durch Projektion, also durch eine Abspaltung von uns selbst, die dazu führt, dass wir andere angreifen. Spannend ist diesem Zusammenhang die Beobachtung, dass alle drei dieser Planeten ein Thema mit Abspaltung oder Zerstückelung haben.

Der Mars befindet sich unmittelbar innerhalb des Asteroidengürtels, bei dem es sich um Abspaltungen des Mars handeln könnte.

Der Saturn ist von einem Ring umgeben, der aus zahllosen Teilen zu bestehen scheint.

Und der Pluto ist Teil des Kuiper-Gürtels, der aus zahllosen Himmelskörpern besteht. Da unser Schuldprojektion in Form von Wut und Ärger immer wieder zu Abspaltungen von uns selbst führt, haben wir hier eine interessante Analogie aus einer Zerstückelung in zahllose Teile.

Damit beenden wir die Betrachtungen zu unserem Geld und zu unserem Sonnensystem. Dies sind zwei Beispiele, wir unsere Welt gemäß der Neunheit aufgebaut ist.

Die Neunheit-Reihe beschäftigt sich insgesamt in sehr unterschiedlichen Themengebieten mit den Bereichen der Neunheit. Darauf gehen wir am Ende des Buches noch einmal ein.

Zu den Darstellungen auf dem Bucheinband

Die 3 goldgelben Kreise auf dem Buchdeckel symbolisieren die Funktionsbereiche unseres spirituellen Geists. Der weiße Punkt in der Mitte dieser Kreise symbolisiert unsere Seele, die unsere drei Seinsebenen hervorgebracht hat. Die 3 roten Kreise symbolisieren die Funktionsbereiche unseres energetischen Geists, die 3 blauen Kreise die Funktionsbereiche unseres mentalen Geists. Die blauen Kreise werden zuletzt auf die anderen aufgesetzt, weil der mentale Geist zuletzt entsteht. Der weiße Hintergrund symbolisiert Gott. Unsere Seele ist ein Teil von Gott und ruht immer in Gott. Unser Geist ist eingebettet in Gott.

Das kleine weiße Dreieck in der Schnittmenge der drei dreifachen Kreise symbolisiert die Lebenskraft, die unsere Seele ihren vier Hüllen zur Verfügung stellt. Diese Lebenskraft erfüllt die vier Hüllen der Seele mit Leben, so wie die Sonne den Planeten Licht gibt. Es ist diese Lebenskraft, auf die die klassische Homöopathie so einwirken kann, dass sie das Ungleichgewicht in den vier Hüllen unserer Seele ins Gleichgewicht bringen kann. Da hauptsächlich unser Ego unsere Lebenskraft ins Ungleichgewicht bringt, ist die klassische Homöopathie eine Hilfe zur Heilung, Gesunderhaltung, Persönlichkeitsentfaltung und letztendlichen Verwirklichung unseres wahren Seins.

Diese drei mal drei Kreise bilden ein nach oben zeigendes Dreieck. Die Zweierschnittmengen der Kreise bilden ein weiteres, nach unten zeigendes Dreieck, das die drei Ebenen unseres Seins ergänzt und rund macht.

Die grüne Schnittmenge zwischen spirituellem und mentalem Geist symbolisiert Meditation und spirituelle Übungen, durch die wir unsere Gedanken (im mentalen Geist) zur Stille führen und uns mit den Selbstheilungskräften in unserem spirituellen Geist verbinden können, so dass diese in uns aufleuchten. Grün steht also für Meditation und spirituelle Übungen.

Die violette Schnittmenge zwischen mentalem und energetischem Geist symbolisiert unsere Selbsterforschung. Unsere unterbewussten, biologischen, von unseren Vorfahren übernommenen Programme arbeiten über die Vermeidung der Schuld, anders zu sein als unsere Vorfahren, und befinden sich in unserem energetischen Geist. Durch Erkennen und Auflösen dieser Programme mit Hilfe von Vergebung und Selbstvergebung befreien wir uns selbst und unsere Familie von Einschränkungen und Leid, die unser wahres Sein verbergen. Violett steht also für Selbsterforschung, Selbstreinigung und Auflösen unterbewusster Programme.

Die orange Schnittmenge zwischen spirituellem und energetischem Geist steht für das Ausdrücken unserer puren Lebensfreude und Lebensenergie in der Welt. In reiner Form erleben wir dies am ehesten in den drei Jahren, bevor im 4. Lebensjahr unser mentaler Geist erwacht. Orange symbolisiert diese Lebensfreude und Lebensenergie.

Der spirituelle Weg zurück zu unserem wahren Selbst besteht also einerseits aus der richtigen Nutzung der Selbstheilungskräfte in den drei Ebenen unseres Geists (goldgelb, rot und blau) und neun Funktionsbereichen unseres Seins und wird andererseits ergänzt und rund gemacht durch Meditation und spirituelle Übungen (grün), durch die Erforschung und Auflösung unserer unterbewussten Programme (violett) und durch das Ausdrücken und Ausleben purer Lebensfreude (orange).

Als 7. Farbe des Regenbogens wird traditionell noch die Farbe indigoblau, also ein tief dunkles Blau hinzugerechnet. Indigoblau liegt zwischen blau und violett. Indigo symbolisiert tiefe innere Versenkung und die Durchdringung und Auflösung aller Hindernisse auf diesem Weg.

Wenn wir diese sieben Bereiche anstreben und nutzen, bringen wir alle Farben des Regenbogens in unserem Leben zum Ausdruck, sind ganz und rund und verwirklichen schließlich unser wahres Selbst.

Nach dem Tod unseres physischen Körpers sterben auch energetischer und mentaler Geist. Seele und spiritueller Geist leben auf der Ebene von Sein-Bewusstsein-Glückseligkeit weiter. Auch noch nach unserer Geburt ganz am Anfang unseres menschlichen Lebens und vor dem Erwachen unseres energetischen Geists ist dies unser Zustand. Dieser spezielle Zustand ist auf dem rückseitigen Buchdeckel abgebildet.

Die Tibeter sagen über ihre eigene Geschichte, dass seit dem Tibeter Padmasambhava (8./9. Jahrhundert) bis in unsere Zeit 160.000 dokumentierte Fälle aufgetreten sind, in denen Menschen vor den Augen von Zeugen – von teilweise sehr vielen Zeugen – ihren Körper in Licht auflösten und so ihr Leben auf Erden beendeten. Es wird gesagt, dass sie ihren Regenbogenkörper verwirklichten. Wenn wir ganz zu dem Wissen erwachen, dass alle Hüllen unserer Seele letztlich aus Sein-Bewusstsein-Glückseligkeit gemacht sind, ist es nur logisch, dass wir dann auch in der Lage sind, wenn wir dies wollen, zunächst unseren physischen Körper in Energie zu verwandeln – was als in Licht auflösen wahrgenommen wird –, dann diese Energie in Schwingungen umzusetzen und am Ende diese Schwingungen in unser Sein-Bewusstsein-Glückseligkeit aufzunehmen und nur noch das zu sein. Damit haben wir dann mit Sicherheit alle Farben des Regenbogens in uns verwirklicht.

Unterschied zwischen Egoproblemen und Selbstheilungskräften

Die von unseren Ego-Teufelskreisen erzeugten Probleme sind jenes Futter, mit dem unser Ego automatisch unsere Gedanken vergiften und seine Ego-Teufelskreise ausbilden kann. Unser Geist kann Selbstheilungskräfte aktivieren, um die Egoprobleme wieder unschädlich machen und auflösen zu können.

Der leider vorhandene Wirkungsunterschied zwischen Egoproblemen und Selbstheilungskräften liegt im Automatismus: Unser Ego arbeitet in unserem Sein automatisch, wenn wir ihm keine bewusste und zielgerichtete Kraft entgegensetzen. Unsere Wünsche setzen automatisch ein, Neid setzt automatisch ein, Geltungsdrang agiert automatisch, Wut und Ärger entstehen automatisch etc., wenn wir dem keine innere Kraft entgegensetzen. Unsere Selbstheilungskräfte zur Heilung unserer Seinsebenen müssen wir aktivieren und bewusst einsetzen, damit wir uns selbst von unseren Egoproblemen heilen können. Entweder wir nehmen unsere Schöpferkraft und Verantwortung bewusst an und werden ihr gerecht, oder wir lehnen sie ab und unser Ego füllt automatisch und ungefragt das durch unsere Ablehnung entstehende Schöpfervakuum aus. Das heißt, unbewusstes Handeln und Leben ist automatisch egoistisches Handeln und Leben. Unbewusstes Leben heißt, dass wir gelebt werden, von den Ego-Teufelskreisen in unserem Sein.

Unsere Bestimmung

Wir können uns also nicht aus der Verantwortung herausstehlen, die wir tragen, unser Ego, das uns und anderen Leid und Unglück beschert, wieder aufzulösen. Selbstaufgabe, Resignation und das Ablehnen unserer Schöpferkraft verstärken unser Ego nur, sind also nicht wirklich eine Option. Auch Selbstmord ist keine Option. Unser spiritueller Geist stirbt nicht, wenn unser physischer Körper stirbt. Nach einem Selbstmord kommen wir wieder und unsere Prüfungen werden eher noch schwieriger, weil Selbstmord ein großer Fehler ist und wir dann weitere Lektionen brauchen, um dies zu erkennen. Karmisch logisch als Folge eines Selbstmordes wäre zum Beispiel eine Rückkehr als körperlich behinderter Mensch, damit wir lernen, den Wert eines gesunden menschlichen Körpers zu schätzen und den Fehler eines Selbstmordes nie wieder zu begehen. Was nicht heißt, dass sich alle behindert geborenen Menschen in einem früheren Leben umgebracht haben. Es ist nur eine Möglichkeit.

Es ist also unsere Bestimmung, die Prüfung des Lebens irgendwann zu bestehen. Solange wir scheitern, wird die Prüfung in einem weiteren Leben erneuert. Es ist also das Beste, die Prüfung wissend und voller Enthusiasmus anzunehmen und das Ziel auf geradem Weg anzusteuern. Wer weiß, wie lange es in einem neuen Leben dauern würde, bis wir wieder an den Punkt kommen, das Ziel des Lebens, die Befreiung vom Ego, anzusteuern; oder wie viele Leben es dauern wird und wie viel Leid wir erleben müssen, bis wir es wieder ansteuern. Gott, den wir verlassen haben, hat uns nie verlassen. Es ist daher immer möglich, uns direkt in unserem Herzen nach innen an ihn/sie zu wenden. Er/ sie wird uns mit Sicherheit an die Hand nehmen und uns die Hilfen geben, die wir brauchen. In unserer Beziehung zu Gott verwandeln wir uns am besten in ein kleines Kind, das nicht aufhört, nach seiner Mutter zu rufen. Vor Gott sind wir nichts anderes als ein kleines Kind, das die Hilfe und Unterstützung seiner Mutter braucht, um sein Ziel der Befreiung vom Ego und der Wiedervereinigung mit Gott erreichen zu können.

Heiligkeit der Zahl hundertacht

Die Zahl hundertacht gilt in Indien traditionell als besonders heilig. Ein Wort daher noch zur besonderen Bedeutung der Zahl hundertacht auf der Grundlage der Struktur unseres Seins:

Die wichtigste aller Ordnungszahlen ist die drei, da unser Bewusstsein der drei gemäß aufgebaut und geordnet ist. Außerdem steht die drei für Lösung und Heilung durch Wiedergewinnung der Einheit, nachdem wir sie verloren haben. 1 = Einheit, 2 = Dualität/Verlust der Einheit, 3 = Wiedergewinnung nach Verlust, bzw. symbolisiert die 3 einen Erkenntnisschritt, der uns aus der Dualität heraushilft und in Richtung unseres wahren Seins bewegt. Die zweitwichtigste Ordnungszahl ist die vier, die sich auf die vier Elemente, Temperamente und Welten sowie auf die Wahrnehmung unseres gesamten Seins bezieht.

Wichtig ist auch die Ziffernreihe 3 – 6 – 9, da sie auf unsere drei Seinsebenen mit ihren jeweils drei Funktionsbereichen verweist. Der 3. Funktionsbereich vervollständigt den energetischen Geist, der 6. den mentalen Geist und der 9. den spirituellen Geist. Diese drei sind am meisten zwischen Seele und Ego umkämpft. Während unser Ego hauptsächlich durch Feindseligkeit (3), unrechte Handlungen (6) und das Zuweisen von Schuld, Urteilen (9) herrscht, können wir uns in erster Linie durch eine Verpflichtung zu gewaltloser Kommunikation und Handlung (3), Integrität (6) und (Selbst-)Vergebung, unterscheidende Selbsterkenntnis (9) von Ego reinigen.

Etwas differenzierter ist die wichtigste Ordnungszahl die neun, weil sie die Dreiheit aus Schöpfung-Bewahrung-Auflösung mit der Dreiheit aus Vater-Mutter-Kind multipliziert. Die neun steht für die Vollständigkeit unserer Seins-Bereiche. Die zweitwichtigste Ordnungszahl ist auf dieser Ebene die zwölf. Die zwölf steht für die Multiplikation der Dreiheit unserer Seinsebenen mit den vier Welten, also dem gesamten Sein.

Multiplizieren wir die neun mit der zwölf erhalten wir die Zahl hundertacht. Diese Zahl symbolisiert alle Möglichkeiten bei der Durchdringung des gesamten Seins durch das Bewusstsein. In der vedischen Tradition gilt die hundertacht daher als die Zahl Gottes.

Die Neunheit-Reihe

Die Werke der Neunheit Reihe zeigen zu sehr verschiedenen Themenbereichen die universelle Präsenz der neunfachen Struktur des menschlichen Seins auf. Das menschliche Sein besteht aus einem energetischen, einem mentalen und einem spirituellen Geist. Jede dieser drei Hüllen unserer Seele ist ihrerseits in drei sich nach ihrer Funktion für unser Sein unterscheidende Bereiche unterteilt. In Band 1 wird die neunfache Struktur unseres Seins im Detail unterschieden und erläutert.

Die Menschheit ist in den Jahrtausenden der uns näher bekannten Geschichte durch eine Zeit gegangen, in der die menschlichen Bestrebungen auf Vorstellungen beruhten, die immer wieder zu Auseinandersetzungen und Kriegen geführt haben. Das menschliche Sein und Bewusstsein war durch egoistische Bestrebungen verdunkelt, rechtfertigt durch Überzeugungen, selbst die Wahrheit zu kennen und anderen die Unwahrheit austreiben zu müssen.

Heute sieht es so aus, dass parallele Prozesse ablaufen, die diese Zustände gleichzeitig verbessern und weiter verschlechtern, weil es einerseits Menschen gibt, in denen sich diese Haltung bessert und andererseits solche, in denen sie sich verhärtet. Wenn Licht und Dunkel gleichzeitig stärker werden, ist dies normalerweise ein Hinweis, dass wir auf einen Punkt zusteuern, an dem die Dunkelheit weichen muss. Die Dunkelheit lastet immer schwerer auf uns, weil das Licht stärker wird. Wenn wir das Licht der Wahrheit in uns wählen, wird das Dunkel der Illusionen in uns schließlich weichen.

Alles, was wir in der Welt erschaffen, ist eine Widerspiegelung unseres Bewusstseins, das unsere Handlungen konzipiert hat. Alle auf uns rückwirkenden Erfahrungen, die wir mit unseren Schöpfungen machen, bieten somit Möglichkeiten für unsere Selbsterkenntnis als das erschaffende Bewusstsein. Wenn wir nun durch Jahrhunderte währende Traditionen mit Schuld projizierenden Religionen und Ideologien identifiziert sind, stellen wir uns selbst nicht mehr in Frage und wollen eher die Welt und die Menschen in der Welt gemäß unseren Vorstellungen verändern, so dass sie zu unseren Vorstellungen passen. Diese Schuld projizierenden Weltanschauungen bedeuten, dass wir die Welt an unsere Vorstellungen anpassen, anstatt von ihr zu lernen. Solange unser Leben bei diesem Vorgehen überwiegend angenehm ist, haben wir nicht das Gefühl, Selbsterkenntnis zu brauchen. Aber wenn Probleme und Konflikte zunehmen und unsere Bemühungen, Glück in der Außenwelt zu finden, scheitern, kann der Punkt kommen, an dem wir uns von außen nach innen wenden.

Das grundsätzliche Problem der Menschheit, das alle Schrecken in der Geschichte der letzten Jahrtausende verursacht hat, ist also folgendes: Wenn die Strukturen, die wir in der Welt erschaffen, von falschen Annahmen ausgehen, die wir nicht als solche erkennen, wird die Rückwirkung aus der Wirklichkeit mit leidvollen und schmerzhaften Erfahrungen verbunden sein, die uns auffordern, die Annahmen zu untersuchen, denen die von uns in der Welt geschaffenen Strukturen zugrunde liegen. Solche falschen Annahmen können sowohl unsere Vorstellungen von uns selbst als auch unsere Vorstellungen von der Welt betreffen. Nur, wenn die

Korrektur unserer Vorstellungen von der Welt dazu führte, dass wir auch unsere Vorstellungen von uns selbst korrigieren müssten, und wenn wir dies (aufgrund lauernder Unannehmlichkeiten durch Strafen, Jobverlust, Statusverlust, Gesichtsverlust etc.) nicht wollen, können wir auch unsere falschen Vorstellungen von der Welt nicht korrigieren. In dem Maße, in dem die Ursache unseres Unwillens in gesellschaftlichen Tabus liegt und wir Angst vor einem Außenseiterdasein haben, wird es zu einer Frage von Mut und Selbstvertrauen, dennoch nach Selbsterkenntnis zu streben. Ungeachtet aller inneren und äußeren Hindernisse, beginnt und endet die Heilung der Welt jedenfalls mit unserer Selbsterkenntnis als was oder wer auch immer wir in Wahrheit sind. Jede(r), die/der die Selbsterkenntnis wählt, senkt die Hemmschwelle für alle anderen, es auch zu tun.

Tatsächlich lassen sich die unangenehmen Rückwirkungen und Rückmeldungen aus der uns umgebenden Wirklichkeit viel besser für unsere Selbsterkenntnis nutzen als die angenehmen. Wie es aussieht, braucht der Mensch also leider erst Leid, um wahres Glück erfahren zu können. Sobald wir unserer Anhaftung an das Angenehme die Gefolgschaft kündigen und Selbsterkenntnis zu unserem Ziel machen, wandeln sich unsere unangenehmen Erlebnisse im Leben ganz einfach in Möglichkeiten zur Selbsterkenntnis. Diese Möglichkeiten, das, was nicht funktioniert, im Ungleichgewicht, gestört oder krank ist, zur Selbsterkenntnis zu nutzen, ziehen sich letztlich in alle wissenschaftlichen Themenbereiche zur Ordnung des menschlichen Lebens. Wir können alles, was in unserer Welt nicht funktioniert, für unsere Selbsterkenntnis nutzen, und alle Selbsterkenntnis, die wir gewinnen, für einen Beitrag für eine menschlichere, dem Menschsein besser dienende Welt nutzen.

Das Leben erfüllt durch die Wirkung unseres geistigen Unterbewusstseins auf unser Leben für uns die Aufgabe, uns die Dinge, die wir nicht sehen wollen, direkt vor Augen zu führen. Daher haben sich in der Geschichte der letzten Jahrtausende Strukturen entwickelt, die dem, was wir kollektiv in uns nicht sehen wollen, genau entsprechen, es widerspiegeln. Dies bezieht sich vor allen anderen Dingen auf unser Geldsystem, dessen Automatismen die Auswirkungen widerspiegeln, die die als richtig sanktionierte Schuldprojektion auf unser Bewusstsein von uns selbst hat. Daher kann uns eine genauere Analyse unseres Geldsystems sehr viel über uns selbst und die Schatten der Nichterkenntnis in uns verraten. Wenn wir diese Schatten durch das Licht der Selbsterkenntnis verjagen können, werden wir auch kollektiv ein Geldsystem installieren können, das unsere

Selbsterkenntnis nicht mehr behindert, sondern diese einher mit dem Wohlstand, Frieden und Glück der Menschheit fördert. Unser Geldsystem ist Gegenstand von Band 2.

Unsere Schuld projizierenden Konzepte sowie das daraus resultierende Geldsystem, das in der Spiegelung in unserer Außenwelt immer mehr Schuld(en) auferlegt, werden in den Schriften Tolkiens vom Einen Ring symbolisiert, der von Sauron geschaffen wurde. Die Schuldprojektion dient ausschließlich unserem Ego, dessen Machenschaften enden, wenn wir uns durch Vergebung und Selbstvergebung selbst erkennen, symbolisiert von Saurons Ende durch die Vernichtung des Einen Ringes. Ego und Schuldprojektion sind die beiden Kräfte, die die 3 Ebenen unseres Seins, bei Tolkien symbolisiert von den Zwergen, Menschen und Elben, bedrohen und zunehmend in Chaos versetzen. Da unser Geldsystem die Schuld projizierenden Konzepte in uns widerspiegelt, hat Tolkien in seinen Schriften die Geschichte des Seins und Bewusstseins der Menschheit und gleichzeitig die Geschichte der dunklen Machenschaften jener Menschen verschlüsselt, die in den letzten Jahrtausenden unser Geld kontrolliert und einher damit die Menschheit gesteuert haben. Tolkiens hat uns für unsere Zeit vorausgesagt, dass wir uns von den Schuld projizierenden Weltanschauungen, die Menschen und Völker laufend gegeneinander aufbringen, und dadurch gleichzeitig auch von dem uns fremdsteuernden Geldsystem befreien können (und wohl auch werden). Mit diesen Inhalten beschäftigen sich die Bände 3 und 4.

Einzeln sind alle neun Bereiche unseres Seins von unserem Ego - das ja auch die als richtig sanktionierten Schuld projizierenden Weltanschauungen geschaffen hat - bedroht. Nicht nur unser gesamtes Sein, sondern bereits jeder einzelne seiner neun Bereiche, ist komplex und lohnt eine separate Untersuchung. Die deutschen Volksmärchen beschäftigen sich mit ihren symbolischen Bildern jeweils mit einem der Einzelaspekte der Neunheit und wie wir uns von den Auswirkungen unseres Egos auf den jeweiligen Bereich befreien können. Die deutschen Volksmärchen sind als weiterer Band der Reihe geplant.

Ein detaillierter Blick auf unser Bewusstsein, geistiges Unterbewusstsein, biologisches Unterbewusstsein und Überbewusstsein ist derzeit als Band 6 der Reihe geplant.

Weitere Bücher sind zu den Themen der praktischen Umsetzung souveräner Gemeinden, das Silmarillion, die Bibel und die klassische Homöopathie möglich.

Unsere Schuld projizierenden Weltanschauungen führen auch unseren physischen Körper auf zweierlei Weise in die Krankheit: Einerseits dadurch, dass sie immer tiefer in unser Sein eindringt und wir uns mit jeder Stufe der Eindringtiefe vor uns selbst entfremden, und andererseits dadurch, dass dann biologische Konflikte zunehmen, die unseren Körper immer kränker und krankheitsanfälliger machen können. Diese Inhalte sollen in den Band über die klassische Homöopathie einbezogen werden. Das immer tiefere Eindringen der Schuldprojektion in unser Sein wird von der homöopathische Miasma-Lehre dargestellt.

In den Werken zu den jeweiligen Themen dieser Reihe wird zum einen die Bedeutung der neunfachen Struktur des menschlichen Seins für das jeweils besprochene Thema und zum anderen die Rückwirkung jener Strukturen beleuchtet, die aus dem Gleichgewicht geraten sind, mit dem Ziel, einen Beitrag sowohl für unsere Selbsterkenntnis als auch für die Schaffung funktionierender Strukturen in der Welt zu leisten. In dem Maße, in dem wir uns selbst erkennen, kann unser Bewusstsein Strukturen in der Welt schaffen, die dieser korrekten Selbsterkenntnis entsprechend im Gleichgewicht sind. Wenn die Welt nicht mehr die Aufgabe erfüllen muss, uns kollektiv auf irrige Selbstvorstellungen hinzuweisen, kann sie sich auch wandeln. Wenn wir also in unserem Bewusstsein ein goldenes Zeitalter erschaffen können, wird es sich schließlich auch im Außen manifestieren lassen.

Die Neunheit-Reihe ist so konzipiert, dass jeder Band für sich allein gelesen werden kann. So kann sich jeder Leser heraussuchen, welches Thema ihn anspricht. Die in jedem Werk enthaltenen Bezüge auf frühere oder spätere Werke der Reihe verweisen auf die Möglichkeit, das entsprechende Thema dort zu vertiefen. Die bei der Lektüre aller Werke werkübergreifend auftretenden Wiederholungen dienen der Vertiefung, da sich die Perspektive mit jedem Thema verändert.

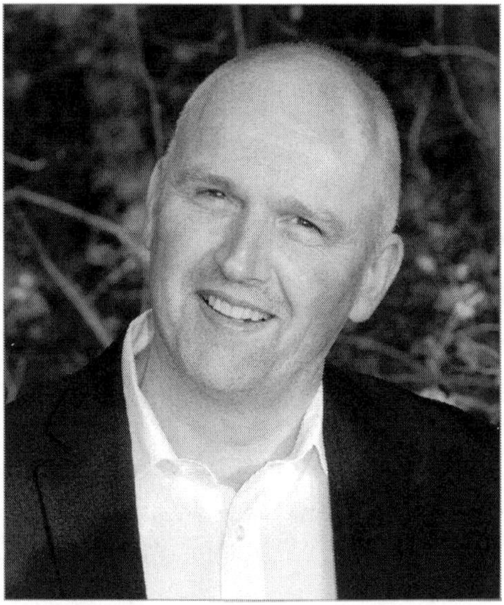

Über den Autor

Ludwig D. Gartz lebt in Michelstadt (Hessen). Er ist als Schriftsteller und Referent tätig. 2008 ist sein Buch „Fließendes Geld" erschienen, 2015 der 1. Band, 2016 der 2. Band, 2017 der 3. und 4. Band, 2020 der 5. und 6. Band und 2021 der 7. und 8. Band der Neunheit-Reihe (www.neunheit.de).

ISBN 978-3-00-048580-0

Heinrichstraße 3, D-64720 Michelstadt
www.neunheit.de

Umseitig finden Sie weitere Bücher des Autors
›››

Die Ringvernichtung

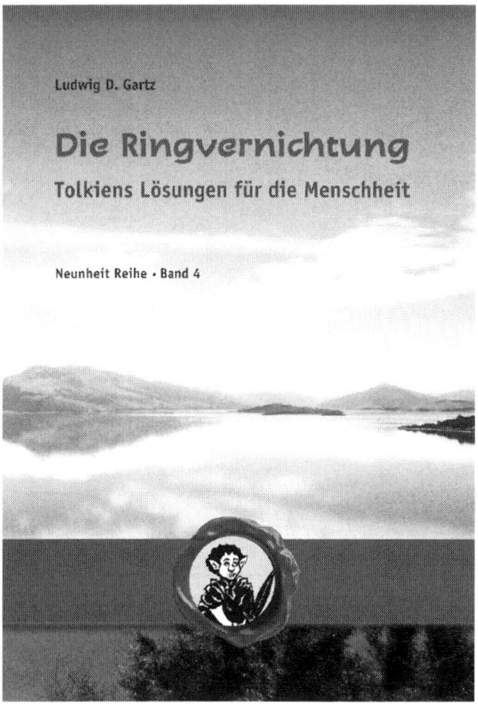

VIERTER BAND DER NEUNHEIT-REIHE.

Tolkiens Schriften verschlüsseln die Menschheitsgeschichte von ihren Anfängen bis in die fernere Zukunft. Sie enthalten auch die Probleme der Jetztzeit und ihre Lösungen.
Dabei findet die im Herrn der Ringe verschlüsselte, fünfstufige Zeitenwende gerade jetzt statt.

ISBN 978-3-00-058255-4

BESTELLUNG UNTER:
WWW.NEUNHEIT.DE

Der Ring Weda

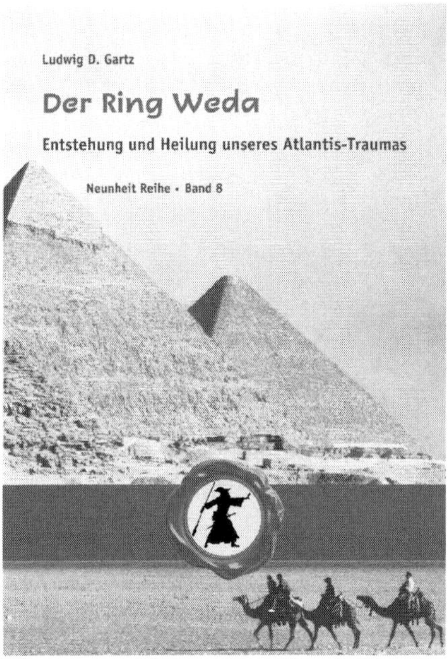

Der Ring Weda ist die Fortsetzung der Interpretation von Tolkiens Silmarillion in Der Silmaril Weda. Während in Der Silmaril Weda die Entwicklungsprozesse der damaligen Menschheit während des ersten im Silmarillion dargestellten Zeitalterzyklus' nachgezeichnet werden, beginnt Der Ring Weda mit den durch Númenor symbolisierten Prozessen in Atlantis, die zu dessen Untergang führten, und beschäftigt sich dann mit der nachatlantischen Zeit bis heute. Das Buch macht anhand der symbolischen Erzählung Tolkiens deutlich, durch welche geistige Entwicklung wir gegangen sind und wie wir diese in unserer Zeit zu einem erfolgreichen Abschluss bringen können.

ISBN 978-3-9812507-4-9